日本におけるフッ化物製剤
（第10版）

-フッ化物応用の過去・現在・未来-
-List of Fluoride Products in Japan-

NPO法人 日本フッ化物むし歯予防協会　編

一般財団法人 口腔保健協会

第10版の発行にあたって

NPO法人 日本フッ化物むし歯予防協会
会長 **境 脩**

　NPO法人日本むし歯予防フッ化物協会は，この度，「日本におけるフッ化物製剤」第10版を発行する運びとなりました．近年におけるわが国のむし歯予防のためのフッ化物応用は，臨床的応用はいうに及ばず，とくにその公衆衛生的な応用としての学校をベースとしたフッ化物洗口法の著しい普及があり，本改訂版の発行においてもより充実した内容をもって皆様にお届けできますことは関係者一同，大きな喜びであります．

　フッ化物洗口を導入した学校等の施設数およびその実施人数の増加は目覚しく，2014年の全国調査では小学校など1万335施設で，実施人数が104万6,489人となり，2年前の2012年調査からは施設数で1,751施設，洗口実施人数で15万4,834人の増加で，それぞれ施設数で16.9%，人数で14.8%の増加率を示しました．

　また，全国の道府県単位での歯科口腔保健条例の制定については，4月1日現在で43の道府県を数えるに至り，そのうちの72.1%，31の道府県においてその条文に「フッ化物応用」が記載され，うち13の道府県では「フッ化物洗口」が明記されています．注目すべきことは，道府県条例は，これまでの各地域の大学や歯科医師会，地域行政の支援などで実施されることの多かった施設でのフッ化物洗口の実施形態から，地方自治体を構成する地域住民の代表による議会の自主的な意思によるものであるという点にあります．わが国でもようやく，歯科口腔保健における公衆衛生的な対策である「フッ化物応用」が，地域住民側からの要望によってなされるようになってきたとみることができるからです．

　この度の改訂版の発行ではほとんどの項目にわたり加筆修正による更新が行われました．フッ化物洗口剤については，「週1回法フッ化物洗口剤」の用法・用量の追加承認を受け，学校等の施設におけるフッ化物洗口の中心である「週1回法」の適応となるフッ化物洗口剤が明確に位置づけられたことになりました．また，日本初のOTC医薬品のむし歯予防薬としてフッ化物洗口剤が発売されたことを挙げることができます．さらに，この度，国が掲げた「歯科口腔保健の推進に関する基本的事項」と健康日本21（第2次）「歯・口腔の健康」に設定された目標を表示し，「歯科口腔保健を推進するために必要な社会環境の整備」についても新たに追加執筆が行われました．また，今後のわが国での最重要課題である水道水フロリデーションについても，米国，オーストラリアを中心に水道水フロリデーションの普及状況に関する情報を更新し，より内容を充実することができたものと自負しております．

　関係諸賢におかれましては，フッ化物の応用による，さらなる歯科口腔保健の向上に向けての具体的な行動をご期待申し上げ，各地域の人々の健康福祉に寄与なされますよう祈念して，発刊の言葉とさせていただきます．

日本におけるフッ化物製剤の意義

日本口腔衛生学会　フッ化物応用委員会
委員長　**眞木　吉信**

『日本におけるフッ化物製剤』の第9版が2013年に発行されて，すぐに週1回法フッ化物洗口剤の適用外使用申請の認可があった．さらに，2015年3月には日本で初めてフッ化物洗口剤が，要指導ではあるが一般用医薬品（OTC医薬品）として承認され，同年9月にはむし歯予防薬として発売されたところである．

う蝕予防のためのフッ化物応用は，水道水や食品への添加のような全身応用と，歯科診療所でフッ化物歯面塗布や家庭でのフッ化物配合歯磨剤，フッ化物洗口剤などの局所応用に分類され，いずれの方法も臨床的に大きな予防効果をあげていることは周知の事実である．歯科医学の中で，歴史的に最も長い疫学研究の背景を有し，しかも生命科学で立証されている疾病予防方法がフッ化物の応用である．

1999年には日本歯科医学会から「フッ化物応用に関する見解」が示され，フッ化物応用の積極的な普及と推進のために，2000年には厚生労働科学研究「歯科疾患の予防技術・治療評価に関するフッ化物応用の総合的研究」班（主任：高江洲義矩）が発足した．この研究班ではフッ化物の局所応用について，2003年から2007年にかけてう蝕予防のためのマニュアル「フッ化物洗口実施マニュアル（フッ化物洗口ガイドラインを含む）」，「フッ化物配合歯磨剤マニュアル」，「フッ化物歯面塗布実施マニュアル」，という3部作を出版した．さらに2010年には日本口腔衛生学会での議論を経て，フッ化物応用の術式・効果および安全性を総覧した「フッ化物応用の科学」（フッ化物応用委員会，口腔保健協会，2010年）を上梓した．

本書は1986年以来このような研究背景を持つ市販フッ化物製剤の一覧を示し，歯科疾患の予防と治療に役立つ具体的な情報を提供してきた．この第10版においては，週1回法のフッ化物洗口剤や2015年9月に，要指導ではあるが一般用医薬品（OTC医薬品）として市販された日本初のフッ化物洗口剤を紹介している．また，2014年調査の集団フッ化物洗口データ（10,335施設，1,046,489人）を記載し，第9版記載のデータ（2012調査）より1,751施設（16.9％），154,834人（14.8％）各々増加したことを示した．一方，「歯科口腔保健条例」は43道府県で制定され，そのうち31道府県でフッ化物の応用を条文に記載し，13道府県ではフッ化物洗口を明記し，さらに，「歯科口腔保健の推進に関する法律」の「基本的事項」と「健康日本21（第2次）歯・口腔の健康」に設定された目標を表示した．今回も，新しいフッ化物製剤の追加やフッ化物応用の普及状況に加えて，米国，オーストラリアを中心に水道水フロリデーションに関する情報を更新した．

フッ化物応用に関しては，相変わらずフルオライドアクションネットワークなどの反対組織とそれに同調するグループが，「フッ素についての10の真実」といった反対論をネットで配信しているが，学術的にとても容認できる内容ではない．この状況は，江戸時代に種痘を導入しようとした経緯に酷似している．つまり，牛痘（牛の天然痘）を健康なヒトの体に植えるとはとんでもないという非科学的な反対によって，天然痘の予防を目指すまともな人々に牛痘摂取に対する恐怖を与えただけであった．この時も役人は何も行動せず，みすみす感染者とそれによる死者を増やしたに過ぎない．一般の生活者は自らの健康づくりのために役に立つ有効な手段を自ら求めようとする時代である．このような時代にこそ，科学的な疫学研究により効果と安全性が立証されたフッ化物の応用が必須であり，本書の有意義な活用が期待されている．

目次

日本におけるフッ化物製剤（第10版）―フッ化物応用の過去・現在・未来
NPO法人 日本フッ化物むし歯予防協会

第10版の発行にあたって ……………………………………………………………… iii
日本におけるフッ化物製剤の意義 ……………………………………………………… v

はじめに
1. フッ化物の歯科学への応用 ………………………………………………………… 1
2. 生涯を通したフッ化物の利用 ……………………………………………………… 2

第1章　日本におけるフッ化物製剤

Ⅰ　フッ化物配合歯磨剤　4
1. フッ化物配合歯磨剤の一覧表 …………………………………………………… 4
2. 安全性と機能性 …………………………………………………………………… 9
3. 母子保健手帳の改正（2012年4月より） ……………………………………… 11
4. フッ化物配合歯磨剤のシェア（世界と日本） ………………………………… 12
5. Q&A ……………………………………………………………………………… 12

Ⅱ　フッ化物洗口剤　14
1. フッ化物洗口剤の一覧表 ………………………………………………………… 14
2. フッ化物洗口と公衆衛生 ………………………………………………………… 15
3. フッ化物洗口の実際 ……………………………………………………………… 15
4. フッ化物洗口の効果・安全性 …………………………………………………… 17
5. わが国におけるフッ化物洗口の普及状況と目標値の設定の必要性 ………… 19
6. Q&A ……………………………………………………………………………… 23

Ⅲ　フッ化物歯面塗布剤　25
1. フッ化物歯面塗布剤（歯科医院専用） ………………………………………… 25
2. フッ化物歯面塗布の過去現在 …………………………………………………… 25
3. フッ化物の歯ブラシ塗布 ………………………………………………………… 27
4. フッ化物歯面塗布の臨床的評価 ………………………………………………… 29
5. Q&A ……………………………………………………………………………… 29

Ⅳ　フッ化物配合予防塡塞材　30
1. フッ化物配合予防塡塞材（フィッシャーシーラント材）（歯科医院専用） … 30
2. 小窩裂溝塡塞（フィッシャーシーラント） …………………………………… 30
3. プロフェッショナルケアであるフィッシャーシーラント …………………… 30
4. フィッシャーシーラントとフッ化物の組合せ ………………………………… 30
5. 米国ヘルシーピープルにおけるフィッシャーシーラントに関連する目標 … 31
6. フィッシャーシーラントの術式 ………………………………………………… 32

Ⅴ　フッ化物バーニッシュ　33
1. フッ化物バーニッシュ（歯科医院専用） ……………………………………… 33
2. フッ化物バーニッシュの効果と使用方法 ……………………………………… 33
3. 海外のフッ化物バーニッシュ利用に関するトピックス ……………………… 33

Ⅵ　フッ化ジアンミン銀製剤　34
1. フッ化ジアンミン銀製剤（歯科医院専用） …………………………………… 34

  2　フッ化ジアンミン銀塗布法の実際 ··· 34
 Ⅶ　**フッ化物徐放性セメント・レジンおよびボンディング材**　**35**
  1　フッ化物徐放性セメント・レジン・ボンディング材（歯科医院専用）········· 35
  2　フッ化物徐放性セメント・レジン・ボンディング材の用途 ···················· 38
 Ⅷ　**フッ化物配合研磨ペースト**　**39**
  1　フッ化物配合研磨ペースト（歯科医院専用）······································ 39
  2　フッ化物配合研磨ペーストとPMTC ·· 39
 参考　**ミネラルウォーターのフッ化物濃度**　**42**
  1　ミネラルウォーターの普及状況 ·· 42
  2　ミネラルウォーター類の種類 ··· 42
  3　ミネラルウォーター類のフッ化物濃度基準 ·· 42
  4　市販されているミネラルウォーターのフッ化物濃度 ···························· 43
  5　モニタリング ·· 44

第2章　フッ化物関連資料

 Ⅰ　**フッ化物の応用について**　**46**
  1　フッ化物とは ·· 46
  2　Q&A ··· 47
  3　フッ化物利用の歴史 ··· 49
  4　フッ化物のう蝕予防メカニズム ··· 52
 Ⅱ　**世界のフッ化物利用状況**　**55**
 Ⅲ　**国と地方公共団体の施策とフッ化物応用**　**56**
  1　健康日本21の流れ ·· 56
  2　歯の健康と最終評価 ··· 56
  3　健康日本21とフッ化物利用 ·· 56
  4　健康日本21と歯科保健対策 ·· 57
  5　健康日本21（第2次）の始動と課題解決への道 ······························· 57
  6　地方公共団体の条例とフッ化物利用 ·· 60
 Ⅳ　**水道水フッ化物濃度調整（水道水フロリデーション）**　**61**
  1　水道水フロリデーションとは ·· 61
  2　水道水フロリデーションの効果 ··· 61
  3　水道水フロリデーションが最も優れたう蝕予防である理由 ··················· 62
  4　水道水フロリデーションは自然を利用した方法 ································· 63
  5　水道水フロリデーションの推奨 ··· 63
  6　世界の水道水フロリデーションの普及状況 ······································· 63
  7　フロリデーション・ファクツ ·· 63
  8　米国の水道水フロリデーションの普及状況 ······································· 65
  9　オーストラリアの水道水フロリデーションの普及状況 ························ 66
  10　韓国の水道水フロリデーションの普及状況 ······································· 67
  11　日本における過去のフロリデーション（水道水フッ化物濃度調整）の実績 ········ 68

  12 フロリデーション装置のしくみ ……………………………………… 69
  13 Q&A ………………………………………………………………………… 71
 Ⅴ　フッ化物応用とリスク認知　75
 Ⅵ　健康格差とフッ化物の利用 健康の社会的決定要因　78

文献　83

付　録

1　「フッ化物応用についての総合的な見解」に関する答申（1999年11月1日）　88
2　今後のわが国における望ましいフッ化物応用への学術的支援　101
3　フッ化物洗口ガイドラインについて　102
4　歯科保健の条例（新潟県，北海道，長崎県）　105
5　県議会における集団フッ化物洗口の推進決議（和歌山県議会，長野県議会）　111
6　歯科口腔保健の推進に関する法律　113

はじめに

 フッ化物の歯科学への応用

20世紀のう蝕研究の成果について，Page, R. C. 博士は次の5項目をあげている．

- フッ化物のう蝕抑制効果
- う蝕形成における S. mutans, Lactobacilli の役割
- エッチング，ボンディング法の開発
- う蝕の再石灰化
- う蝕進行の緩慢さ

20世紀の後半に，う蝕予防先進諸国では上記のう蝕研究の成果が活用されて，人々のう蝕は激減してきた．なかでもフッ化物の応用によって，公衆衛生面でも個人衛生面でも，う蝕予防対策は急速に進歩した．

Brathall, D. たちが世界の歯科保健専門家に対して，20世紀後半のう蝕減少要因についてアンケート調査したところ，水道水フッ化物濃度調整（以下，水道水フロリデーション）を実施している国々の専門家は，水道水フロリデーションとフッ化物配合歯磨剤の使用がう蝕の減少に大きく寄与したと答えている．水道水フロリデーションを実施していない国々の歯科保健専門家も，フッ化物配合歯磨剤の使用がう蝕減少に貢献したと回答した．

前出のPage, R. C. 博士は，「世界中の歯科臨床を変え，多くの歯を救ったフッ化物のう蝕抑制効果を発見した人物は一人の臨床家でした」とコロラド州の若き開業医，McKay, F. S. の努力を讃えている．

フッ化物利用の歴史*を大まかにみると，20世紀の初頭に「いわゆる斑状歯（歯のフッ素症）」の集団調査が始まり，飲料水中の過量のフッ化物がその発生原因であると特定した（記述疫学・分析疫学の段階）．同時に，う蝕有病調査を行い，当該地域にはう蝕が少ないことが判明した（1920〜1930年代前半）．その際に，適量（約1 ppm）のフッ化物を含む飲料水を利用する住民にう蝕が少ないという事実に着目し（1930〜1940年代），ついに1945年1月25日午後4時にミシガン州グランドラピッズ市で初めて上水道中のフッ化物を1 ppmに調整した．水道水フロリデーションはすべての人々の歯の健康づくりに貢献できる公衆衛生手段であり，米国における国家的なう蝕撲滅事業の展開の先駆けになった．最新の2014年現在，米国民の67.2％，給水人口の74.7％（約2億1,421万人）は水道水フロリデーションの利益を受けている（第2章Ⅳ-8 米国の水道水フロリデーションの普及状況，65頁参照）．

フッ化物は脱灰を抑制し，再石灰化を促進する作用があり，その結果再石灰化されたエナメル結晶は耐酸性が増強することになる．したがって，歯周囲環境に微量のフッ化物が存在することが歯の健康に有益であることが明らかになっている．

飲料水中に含まれる微量のフッ化物の役割を源にして，1945〜1950年代にはフッ化物歯面塗布剤の開発，フッ化物洗口剤，フッ化物配合歯磨剤はじめ各種フッ化物製剤が臨床面，個人衛生と公衆衛生面で活用されている．徐々にではあるが，わが国においてもフッ化物の応用が進められ，さらに積極的にフッ化

---

*第2章（49〜51頁）「フッ化物利用の歴史」を参照．

はじめに

物を活用することが望まれている．

長年にわたってWHOで歯科保健に尽力したBarmes, D. E. 博士は，日本のう蝕予防とフッ化物の活用について次のように語っている．「う蝕予防に大切なことは，適切なオーラル・ハイジーン，適切なフッ化物利用，賢い食生活です．いま，多くの国でフッ化物の応用が積極的に行われています．先進諸国では歯磨剤のほとんどはフッ化物配合です．日本ではフッ化物の応用がまだまだなようですが，これを積極的に応用していけば，状況はさらに良い方向に向かうと思います」．フッ素は『う蝕のない社会』づくりに貢献できる有益な微量元素なのである．

❷ 生涯を通したフッ化物の利用

だれもが生涯を通して，快適で豊かな生活を送ることを願っている．歯の一生においても，歯の喪失を防止して生涯にわたって自分の健康な歯で生活することが望ましい．

乳幼児期から老年期にわたる歯のライフサイクルについて，乳歯と永久歯の萌出直後は歯が未成熟なためにう蝕になりやすい時期となるので，最もう蝕予防を必要とする期間となる．この期間は，出生から保育園・幼稚園，小学校，中学校に通う年齢の時期に相当しており，一層適切なフッ化物の利用を進めていく必要がある．

また，高校生以降，成人期と老年期においても，歯の脱灰の機会は毎日数回起きているので，再石灰化を促すフッ化物の利用は欠かせない．成人期から老年期にかけて，歯冠部のう蝕のみでなく歯根部のう蝕についての予防対策が求められる．そのため，成人から老年期においても，適切なフッ化物の利用を進めていくことが大切である．

そこで，日常生活のさまざまな場面で，どのようなフッ化物の応用が望ましいのかを図示した（**図1**）．

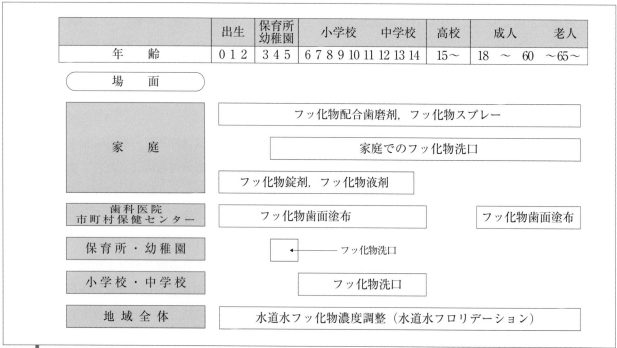

図1 ライフサイクルとフッ化物応用
（飯塚喜一，他編：これからのむし歯予防―わかりやすいフッ素の応用とひろめ方―第3版，P.37, 学建書院，2000．一部改変）

第1章

日本におけるフッ化物製剤

フッ化物配合歯磨剤

 フッ化物配合歯磨剤の一覧表

●──フッ化物配合歯磨剤（市販商品・子ども向）

商品名	商品内容			配合フッ化物		メーカー・販売元
	容量	希望小売価格	形状	種類	濃度(ppmF)	
クリニカ Kid's ハミガキ[*1]	60g	オープン価格	ペースト（練状）	NaF	1,000 以下	ライオン㈱
クリニカ Kid's ジェルハミガキ	60g	オープン価格	ジェル状	NaF	1,000 以下	ライオン㈱
キシリデント ライオンこども	60g	オープン価格	ペースト（練状）	NaF	1,000 以下	ライオン㈱
ライオン こどもハミガキ（アンパンマン）[*2]	50g	オープン価格	ペースト（練状）	MFP	1,000 以下	ライオン㈱
ガム デンタルペーストこども（フルーツミント）	70g	¥250	ペースト（練状）	MFP	1,000 以下	サンスター㈱
ドゥークリア こどもハミガキ（ソフトミント）	70g	¥180	ペースト（練状）	NaF	1,000 以下	サンスター㈱
ドゥークリア こどもハミガキ[*3]	70g	¥180	ペースト（練状）	NaF	500	サンスター㈱
バトラー エフペーストこども	70g	¥350	ペースト（練状）	NaF	500	サンスター㈱
こどもハミガキ ピュアクト（ミックスフルーツ）	65g	オープン組合員価格	ペースト（練状）	NaF	1,000 以下	日本生活協同組合連合会
クリアクリーン Kid's スタンディング[*4]	70g	オープン価格	ペースト（練状）	NaF	1,000 以下	花王㈱
フッ素コート歯磨き ハモリン[*5]	30g	¥750	ジェル状	NaF	950	丹平製薬㈱
Teteo 歯みがきサポート新習慣ジェル[*6]	30g	¥480	ジェル状	NaF	500	コンビ㈱
親子で乳歯ケア ジェル状歯みがき ぷちキッズ[*7]	50g	¥550	ジェル状	NaF	500	ピジョン㈱
親子で乳歯ケア ジェル状歯みがき ぷちキッズ（キシリトールの自然な甘さ）	50g	¥550	ジェル状	NaF	500	ピジョン㈱
親子で乳歯ケア ジェル状歯みがき	40ml	¥550	ジェル状	NaF	100	ピジョン㈱
ジェル歯みがき[*8]	40ml	¥379	ジェル状	NaF	300	㈱赤ちゃん本舗
にこピカ歯みがきジェルキッズ	55g	¥600	ジェル状	NaF	300	和光堂㈱
モンダミン Kid's ママはボクの歯医者さん（ぶどう味）	50g	オープン価格	ジェル状	NaF	136	アース製薬㈱
モンダミン Kid's ママはワタシの歯医者さん（いちご味）	50g	オープン価格	ジェル状	NaF	136	アース製薬㈱
ハキラ はみがきジェル[*9]	40g	¥646	ジェル状	NaF	500	ビーンスタークスノー㈱

*1：フレッシュいちご，ジューシーグレープ，すっきりピーチの3種類
*2：いちご，メロンの2種類
*3：イチゴ，グレープの2種類
*4：メロンソーダ，イチゴ，グレープの3種類
*5：ぶどう味，いちご味の2種類
*6：グレープ味，オレンジ味，ストロベリー味の3種類
*7：いちご味，ぶどう味の2種類
*8：いちご，ぶどうの2種類
*9：ほんのりリンゴ味，ほんのりブルーベリー味の2種類

●──フッ化物配合歯磨剤（市販商品・一般向）

商品名	商品内容			配合フッ化物		メーカー・販売元
	容量	希望小売価格	形状	種類	濃度(ppmF)	
ホワイト＆ホワイト ライオン	150g	オープン価格	ペースト（練状）	MFP	1,000 以下	ライオン㈱

I フッ化物配合歯磨剤

製品名		容量	価格	剤型	フッ化物	フッ素濃度 (ppm)	製造販売元
デンタークリア MAX ライオン	スタンディング[10]	140g	オープン価格	ペースト(練状)	MFP	1,000 以下	ライオン㈱
ハイテクト 生薬の恵み[11]		90g	オープン価格	ペースト(練状)	MFP	1,000 以下	ライオン㈱
デントヘルス 薬用ハミガキ SP		90g	¥1,410	ペースト(練状)	MFP	1,000 以下	ライオン㈱
		30g	¥462	ペースト(練状)	MFP	1,000 以下	ライオン㈱
デントヘルス 薬用ハミガキ 無研磨ゲル		85g	¥1,410	ペースト(練状)	NaF	1,000 以下	ライオン㈱
		28g	¥462	ペースト(練状)	NaF	1,000 以下	ライオン㈱
デントヘルス 薬用ハミガキ しみるブロック		90g	¥1,410	ペースト(練状)	MFP	1,000 以下	ライオン㈱
		30g	¥462	ペースト(練状)	MFP	1,000 以下	ライオン㈱
クリニカ ハミガキ		30g	オープン価格	ペースト(練状)	MFP	1,000 以下	ライオン㈱
マイルドミント		130g	オープン価格	ペースト(練状)	MFP	1,000 以下	ライオン㈱
	スタンディング[12]	130g	オープン価格	ペースト(練状)	MFP	1,000 以下	ライオン㈱
クリニカ アドバンテージハミガキ (クールミント)		30g	オープン価格	ペースト(練状)	NaF	1,000 以下	ライオン㈱
タテ型[13]		130g	オープン価格	ペースト(練状)	NaF	1,000 以下	ライオン㈱
クリニカ エナメルパール[14]		130g	オープン価格	ペースト(練状)	NaF	1,450	ライオン㈱
キシリデント ライオン		120g	オープン価格	ペースト(練状)	NaF	1,000 以下	ライオン㈱
システマ ハミガキ	スタンディング	130g	オープン価格	ペースト(練状)	NaF	1,000 以下	ライオン㈱
システマ EX ハミガキ メディカクール		30g	オープン価格	ペースト(練状)	NaF	1,000 以下	ライオン㈱
	スタンディング[15]	130g	オープン価格	ペースト(練状)	NaF	1,000 以下	ライオン㈱
システマ ハグキプラスハミガキ		90g	オープン価格	ペースト(練状)	NaF	1,000 以下	ライオン㈱
システマ ハグキプラス S ハミガキ		95g	オープン価格	ペースト(練状)	NaF	1,000 以下	ライオン㈱
システマ ハグキプラス W ハミガキ		95g	オープン価格	ペースト(練状)	NaF	1,000 以下	ライオン㈱
クリニカ アドバンテージハミガキ デンタルジェル		60g	オープン価格	ジェル状	NaF	1,450	ライオン㈱
プラチアス creamy up ペースト[16]		40g	オープン価格	ペースト(練状)	NaF**	1,000 以下	ライオン㈱
[16]		90g	オープン価格	ペースト(練状)	NaF**	1,000 以下	ライオン㈱
薬用 AP ホワイト ペースト[17]		110g	¥980	ペースト(練状)	MFP	1,000 以下	サンスター㈱
ガム・デンタルペースト		35g	¥180	ペースト(練状)	NaF	1,000 以下	サンスター㈱
		155g	¥500	ペースト(練状)	NaF	1,000 以下	サンスター㈱
	スタンディング	120g	¥380	ペースト(練状)	NaF	1,000 以下	サンスター㈱
ガム・デンタルペースト 爽快タイプ	スタンディング	120g	¥380	ペースト(練状)	NaF	1,000 以下	サンスター㈱
ガム・デンタルペースト AC		90g	¥750	ペースト(練状)	NaF	1,000 以下	サンスター㈱
ガム・デンタルペースト AC センシティブ		85g	¥750	ペースト(練状)	NaF	1,000 以下	サンスター㈱
ガム・デンタルジェル 電動ハブラシ用		65g	¥300	ジェル状	NaF	1,000 以下	サンスター㈱
ガム・歯間ケアジェル AC		13ml	¥380	ジェル状	NaF	1,000 以下	サンスター㈱
Ora² プレミアムステインクリアペースト[18]		100g	¥400	ペースト(練状)	MFP	1,000 以下	サンスター㈱
Ora² ステインクリアペースト (ナチュラルミント)		40g	¥150	ペースト(練状)	NaF	1,000 以下	サンスター㈱
	スタンディング	130g	¥350	ペースト(練状)	NaF	1,000 以下	サンスター㈱
Ora² ステインクリアペースト	スタンディング[19]	130g	¥350	ペースト(練状)	NaF	1,000 以下	サンスター㈱
Ora² ストライプペースト	スタンディング	140g	オープン価格	ペースト(練状)	MFP	1,000 以下	サンスター㈱
バトラー エフペースト α (アルファ)[20]		90g	¥900	ペースト(練状)	NaF	1,450	サンスター㈱
ラーク	スタンディング	150g	¥430	ペースト(練状)	MFP	1,000 以下	サンスター㈱
セッチマはみがき スペシャル 箱タイプ		40g	¥480	ペースト(練状)	MFP	1,000 以下	サンスター㈱
		120g	¥1,180	ペースト(練状)	MFP	1,000 以下	サンスター㈱
セッチマはみがき スペシャル	スタンディング	80g	¥780	ペースト(練状)	MFP	1,000 以下	サンスター㈱
セッチマはみがき デイリータイプ	スタンディング	80g	¥780	ペースト(練状)	MFP	1,000 以下	サンスター㈱
ガードハロー	スタンディング	165g	オープン価格	ペースト(練状)	MFP	1,000 以下	花王㈱
つぶ塩薬用ハミガキ	スタンディング	180g	オープン価格	ペースト(練状)	MFP	1,000 以下	花王㈱

**薬用フルオライド

製品名		容量	価格	剤形	フッ化物	濃度(ppm)	製造販売元
クリアクリーン（ナチュラルミント）		17g×3本	オープン価格	ペースト(練状)	MFP	1,000以下	花王(株)
	スタンディング	80g	オープン価格	ペースト(練状)	MFP	1,000以下	花王(株)
	スタンディング	130g	オープン価格	ペースト(練状)	MFP	1,000以下	花王(株)
クリアクリーン	スタンディング*21	130g	オープン価格	ペースト(練状)	MFP	1,000以下	花王(株)
クリアクリーン ダブルプラス	スタンディング*22	130g	オープン価格	ペースト(練状)	MFP & NaF	1,000以下	花王(株)
クリアクリーン ホワイトニング	スタンディング*23	120g	オープン価格	ペースト(練状)	NaF	1,000以下	花王(株)
クリアクリーン EX	スタンディング*24	120g	オープン価格	ペースト(練状)	MFP	1,000以下	花王(株)
クリアクリーンプレミアム	スタンディング	100g	オープン価格	ペースト(練状)	NaF	1,000以下	花王(株)
薬用ピュオーラ ハミガキ（クリーンミント）		30g×2本	オープン価格	ペースト(練状)	NaF	1,000以下	花王(株)
薬用ピュオーラ ハミガキ	スタンディング*25	115g	オープン価格	ペースト(練状)	NaF	1,000以下	花王(株)
薬用ピュオーラ アクアハミガキ	スタンディング*26	100g	オープン価格	ペースト(練状)	MFP	1,000以下	花王(株)
ピュオーラ ナノブライト 薬用ハミガキ スタンディング		115g	オープン価格	ペースト(練状)	MFP	1,000以下	花王(株)
ディープクリーン 薬用ハミガキ		15g×2本	オープン価格	ペースト(練状)	MFP	1,000以下	花王(株)
		60g	オープン価格	ペースト(練状)	MFP	1,000以下	花王(株)
		100g	オープン価格	ペースト(練状)	MFP	1,000以下	花王(株)
		160g	オープン価格	ペースト(練状)	MFP	1,000以下	花王(株)
ディープクリーン 薬用ハミガキ ひきしめ塩		100g	オープン価格	ペースト(練状)	MFP	1,000以下	花王(株)
ディープクリーンS 薬用ハミガキ		60g	オープン価格	ペースト(練状)	NaF	1,000以下	花王(株)
		100g	オープン価格	ペースト(練状)	NaF	1,000以下	花王(株)
ディープクリーン 指で使うハブラシセット		15g	オープン価格	ペースト(練状)	MFP	1,000以下	花王(株)
		100g	オープン価格	ペースト(練状)	MFP	1,000以下	花王(株)
シティースホワイトEX		50g	¥920	ペースト(練状)	MFP	1,000以下	第一三共ヘルスケア(株)
		110g	¥1,680	ペースト(練状)	MFP	1,000以下	第一三共ヘルスケア(株)
シティースホワイトEX センシティブ		50g	¥920	ペースト(練状)	MFP	1,000以下	第一三共ヘルスケア(株)
		110g	¥1,680	ペースト(練状)	MFP	1,000以下	第一三共ヘルスケア(株)
シティースホワイトEX エクストラミント		50g	¥920	ペースト(練状)	MFP	1,000以下	第一三共ヘルスケア(株)
		110g	¥1,680	ペースト(練状)	MFP	1,000以下	第一三共ヘルスケア(株)
シティースホワイトEX プレミアムシャイン ダブルミントタイプ		70g	オープン価格	ペースト(練状)	MFP & NaF	1,000以下	第一三共ヘルスケア(株)
シティースホワイトEX プレミアムシャイン スイートハーブミントタイプ		70g	オープン価格	ペースト(練状)	MFP & NaF	1,000以下	第一三共ヘルスケア(株)
シルクスターホワイト		50g	オープン価格	ペースト(練状)	MFP	1,000以下	第一三共ヘルスケア(株)
シルクスターホワイト エクストラミント		50g	オープン価格	ペースト(練状)	MFP	1,000以下	第一三共ヘルスケア(株)
クリーンデンタル F		50g	オープン価格	ペースト(練状)	NaF	1,000以下	第一三共ヘルスケア(株)
クリーンデンタル トータルケア		50g	¥920	ペースト(練状)	NaF	1,000以下	第一三共ヘルスケア(株)
		100g	¥1,680	ペースト(練状)	NaF	1,000以下	第一三共ヘルスケア(株)
クリーンデンタル マイルド（口臭ケア）		50g	¥920	ペースト(練状)	NaF	1,000以下	第一三共ヘルスケア(株)
		100g	¥1,680	ペースト(練状)	NaF	1,000以下	第一三共ヘルスケア(株)
クリーンデンタル センシティブ		50g	¥920	ペースト(練状)	NaF	1,000以下	第一三共ヘルスケア(株)
		100g	¥1,680	ペースト(練状)	NaF	1,000以下	第一三共ヘルスケア(株)
アクアフレッシュ クリアミント		35g	オープン価格	ペースト(練状)	NaF	1,000以下	グラクソ・スミスクライン・コンシューマー・ヘルスケアジャパン(株)
	スタンディング	140g	オープン価格	ペースト(練状)	NaF	1,000以下	グラクソ・スミスクライン・コンシューマー・ヘルスケアジャパン(株)
アクアフレッシュ やわらかミント	スタンディング	140g	オープン価格	ペースト(練状)	NaF	1,000以下	グラクソ・スミスクライン・コンシューマー・ヘルスケアジャパン(株)
アクアフレッシュ マルチアクション	スタンディング	140g	オープン価格	ペースト(練状)	NaF	1,000以下	グラクソ・スミスクライン・コンシューマー・ヘルスケアジャパン(株)
アクアフレッシュ エクストリームクリーンホワイトニング+ シトラスミント スタンディング		140g	オープン価格	ペースト(練状)	NaF	1,000以下	グラクソ・スミスクライン・コンシューマー・ヘルスケアジャパン(株)
アクアフレッシュ エクストリームクリーンWホワイトニング+ クリーンミント スタンディング		140g	オープン価格	ペースト(練状)	NaF	1,000以下	グラクソ・スミスクライン・コンシューマー・ヘルスケアジャパン(株)
カムテクト 薬用ハミガキ		115g	オープン価格	ペースト(練状)	NaF	1,000以下	グラクソ・スミスクライン・コンシューマー・ヘルスケアジャパン(株)
カムテクト ホワイトニング薬用ハミガキ		105g	オープン価格	ペースト(練状)	NaF	1,000以下	グラクソ・スミスクライン・コンシューマー・ヘルスケアジャパン(株)
高濃度フッ素配合〈1450ppm〉薬用シュミテクト デイリーケア+		90g	オープン価格	ペースト(練状)	NaF	1,450	グラクソ・スミスクライン・コンシューマー・ヘルスケアジャパン(株)

I　フッ化物配合歯磨剤

製品名	容量	価格	剤型	フッ化物	濃度(ppm)	製造販売元
薬用シュミテクト ムシ歯ケア＋爽快ウォッシュ	90g	オープン価格	ペースト(練状)	NaF	1,000以下	グラクソ・スミスクライン・コンシューマー・ヘルスケアジャパン㈱
薬用シュミテクト 歯周病ケア	35g	オープン価格	ペースト(練状)	NaF	1,000以下	グラクソ・スミスクライン・コンシューマー・ヘルスケアジャパン㈱
	90g	オープン価格	ペースト(練状)	NaF	1,000以下	グラクソ・スミスクライン・コンシューマー・ヘルスケアジャパン㈱
薬用シュミテクト やさしくホワイトニング	90g	オープン価格	ペースト(練状)	NaF	1,000以下	グラクソ・スミスクライン・コンシューマー・ヘルスケアジャパン㈱
薬用シュミテクト コンプリートワン EX	90g	オープン価格	ペースト(練状)	NaF	1,000以下	グラクソ・スミスクライン・コンシューマー・ヘルスケアジャパン㈱
シュミテクト PRO エナメル やさしくホワイトニング エナメルケア	90g	オープン価格	ペースト(練状)	NaF	1,000以下	グラクソ・スミスクライン・コンシューマー・ヘルスケアジャパン㈱
シュミテクト PRO エナメル デイリーエナメルケア リラックスミント	90g	オープン価格	ペースト(練状)	NaF	1,000以下	グラクソ・スミスクライン・コンシューマー・ヘルスケアジャパン㈱
コープ ハミガキ デンタル（ホワイト）	160g	オープン組合員価格	ペースト(練状)	MFP	1,000以下	日本生活協同組合連合会
コープ 薬用ハミガキ マルチナホワイト（ホワイト）	97g	オープン組合員価格	ペースト(練状)	MFP	1,000以下	日本生活協同組合連合会
コープ 薬用ハミガ キリゾチ（ホワイト）	70g	オープン組合員価格	ペースト(練状)	NaF	1,000以下	日本生活協同組合連合会
コープ デントサイン 薬用デンタルペースト（ホワイト）	140g	オープン組合員価格	ペースト(練状)	NaF	1,000以下	日本生活協同組合連合会
アバンビーズ[27]	80g	￥1,000	ペースト(練状)	NaF	1,000以下	わかもと製薬㈱
歯周・口腔用 デントウェル	40g	￥880	ペースト(練状)	MFP	1,000以下	大正製薬㈱
	100g	￥1,491	ペースト(練状)	MFP	1,000以下	大正製薬㈱
スプリーデント フッ素配合ハミガキ	65g×6	￥1,590	ペースト(練状)	NaF	1,000以下	日本アムウェイ合同会社
	200g	￥570	ペースト(練状)	NaF	1,000以下	日本アムウェイ合同会社
薬用コート アセス	90g	￥980	ペースト(練状)	MFP	1,000以下	佐藤製薬㈱
メディオーラ	90g	￥498	ペースト(練状)	NaF	1,000以下	森下仁丹㈱
スーパースマイルS	50g	￥1,537	ペースト(練状)	MFP	1,000以下	㈱H&Mビューティー
	119g	￥2,940	ペースト(練状)	MFP	1,000以下	㈱H&Mビューティー
コスミオン ホワイトニングペースト	100g	￥1,000	ペースト(練状)	MFP	1,000以下	スモカ歯磨㈱
コスミオン スティップリングジェル	70g	￥1,000	ジェル状	MFP	1,000以下	スモカ歯磨㈱
デンタルビューティーケア PR30	100g	￥1,280	ペースト(練状)	MFP	1,000以下	㈱ラブラボ
薬用ハミガキ デンタル 333	150g	オープン価格	ペースト(練状)	MFP	1,000以下	トイレタリージャパンインク㈱/LG生活健康㈱
ソラデープレミアムホワイト ソラデーメイト3	100g	￥1,800	ペースト(練状)	NaF	900	㈱シケン
ソラデートータルケア ソラデーメイトGⅡ	70g	￥1,200	ジェル状	NaF	500	㈱シケン
ハニックホワイト E-HRC	100g	￥900	ペースト(練状)	NaF	930	㈱ハニック・ホワイトラボ
ハニックホワイト B-HRC	100g	￥900	ペースト(練状)	NaF	930	㈱ハニック・ホワイトラボ
薬用ハニック ホワイトクィーンペースト	12g	オープン価格	ペースト(練状)	MFP	1,000以下	㈱ハニック・ホワイトラボ
薬用ハニック クリームデイリーユース	60g	￥600	ペースト(練状)	MFP	800	㈱ハニック・ホワイトラボ
シコンコート	110g	￥840	ジェル状	NaF	1,000以下	小林製薬㈱
生薬 無研磨タイプ	95g	￥1,000	ペースト(練状)	MFP	1,000以下	小林製薬㈱
生薬 EX	100g	￥1,500	ペースト(練状)	MFP	1,000以下	小林製薬㈱
モンダミン 歯ぐきマッサージケア	80ml	￥1,050	ジェル状	NaF	1,000以下	アース製薬㈱
オーラルモイストデンタルジェル	80g	￥1,200	ジェル状	MFP	1,000以下	㈱中薬
ネイチャーケア デンタルポリス EX	80g×2	￥4,200	ジェル状	MFP	1,000以下	ネイチャーケアジャパン㈱
プレミアムケアズ	25g	オープン価格	ペースト(練状)	NaF	1,000以下	エビス㈱
	100g	オープン価格	ペースト(練状)	NaF	1,000以下	エビス㈱
プロハーブ EM ホワイト薬用 AV20 ゲルはみがき	138g	オープン価格	ジェル状	MFP	900	岐阜アグリブース㈱
ハビナース フッ素入り歯みがきジェル	50g	￥578	ジェル状	NaF	500	ピジョン㈱
レノビーゴ（噴霧式）	38ml	￥1,405	リキッド(液状)	NaF	100	ゾンネボード製薬㈱

[10]：スペアミント，ナチュラルミント，スーパークールの3種類
[11]：ひきしめハーブ香味，さわやかハーブ香味の2種類
[12]：マイルドミント，フレッシュミントの2種類
[13]：クールミント，シトラスミント，ソフトミントの3種類
[14]：ホワイトフローラルミント，フレッシュシトラスミントの2種類
[15]：メディカクール，エクストラハーブの2種類
[16]：ミント，ローズの2種類
[17]：リフレッシュミント，フローラルミントの2種類

*18：プレミアムミント，アロマティックミントの2種類
*19：ピーチリーフミント，アップル＆ローズミントの2種類
*20：一般向・市販商品となり，薬局・薬店での取扱い
*21：エクストラクール，フレッシュシトラスの2種類
*22：ライトミント，クールミントの2種類
*23：アップルカモミール，クリアミントの2種類
*24：フレッシュミント，スプラッシュクール，リッチシトラスの3種類
*25：クリーンミント，ストロングミント，マイルドハーブの3種類
*26：パーパルミントの香味，パーパルミントの香味ミントつよめの2種類
*27：レギュラーミント，ストロングミントの2種類

●──フッ化物配合歯磨剤（歯科医院専売・子ども向）

商品名	商品内容		配合フッ化物		メーカー・販売元
	容量	医院希望価格	形状	種類	濃度(ppmF)	
Check-Up kodomo*1	60g	¥250	ペースト（練状）	NaF	950	ライオン歯科材㈱
Check-Up form	100ml	¥1,000	フォーム（泡状）	NaF	950	ライオン歯科材㈱
Check-Up gel*2	60g	¥580	ジェル状	NaF	950	ライオン歯科材㈱
Check-Up gel（バナナ）	60g	¥580	ジェル状	NaF	500	ライオン歯科材㈱
バトラー デンタルケアペーストこども*3	70g	¥192	ペースト（練状）	NaF	500	サンスター㈱
ジーシー こども用はみがき*4	40g	¥145	ペースト（練状）	NaF	900	㈱ジーシー
Ci チャイルドケア*5	70g	¥380	ジェル状	NaF	970	㈱歯愛メディカル
メルサージュ クリアジェルキッズ	60g	¥560	ジェル状	NaF	500	㈱松風
キャナリーナ100S*6	45g	¥600	ジェル状	NaF	100	㈱ビーブランド・メディコーデンタル

*1：ストロベリー，アップル，グレープの3種類
*2：ピーチ，グレープ，レモンティーの3種類
*3：ストロベリー，グレープの2種類
*4：オレンジ，ストロベリー，アップルの3種類
*5：アップル味，ストロベリー味，パイン味の3種類
*6：マスカット味，ストロベリー味，アップル味の3種類

●──フッ化物配合歯磨剤（歯科医院専売・一般向）

商品名	商品内容		配合フッ化物		メーカー・販売元
	容量	医院希望価格	形状	種類	濃度(ppmF)	
Check-Up standard	135g	¥550	ソフトペースト（練状）	NaF	1,450	ライオン歯科材㈱
Check-Up rootcare	90g	¥850	ジェル状	NaF	1,450	ライオン歯科材㈱
Check-Up gel（ミント）	75g	¥630	ジェル状	NaF	1,450	ライオン歯科材㈱
Brilliant more*7	90g	¥950	ペースト（練状）	NaF	1,000以下	ライオン歯科材㈱
システマ デンタルペーストアルファ	90g	¥500	ペースト（練状）	NaF	1,000以下	ライオン歯科材㈱
システマ センシティブ softpaste	90g	¥800	ペースト（練状）	MFP	1,000以下	ライオン歯科材㈱
システマ 薬用歯間ジェル	20ml	¥500	ジェル状	MFP	1,000以下	ライオン歯科材㈱
Systema SP-T ジェル	85g	¥1,200	ジェル状	NaF	950	ライオン歯科材㈱
Ora2 ホワイトキープペースト	70g	¥693	ペースト（練状）	NaF	950	サンスター㈱
ニューソルト A	100g	¥329	ペースト（練状）	NaF	950	サンスター㈱
バトラー CHX ペースト	75g	¥231	ペースト（練状）	NaF	925	サンスター㈱
バトラー マイルドペースト	70g	¥1,155	ペースト（練状）	NaF	950	サンスター㈱
バトラー デンタルケアペースト	70g	¥415	ペースト（練状）	NaF	1,450	サンスター㈱
バトラー デンタルリキッドジェル	80ml	¥308	ジェル状	NaF	925	サンスター㈱

商品名	容量	価格	剤型	フッ化物	濃度(ppm)	販売元
バトラー ルートジェルF	4g	¥1,117	ジェル状	NaF	905	サンスター㈱
ガム プロズ デンタルジェル センシティブ	65g	¥546	ジェル状	NaF	950	サンスター㈱
プロスペック 歯みがきペースト	65g	¥420	ペースト(練状)	NaF	900	㈱ジーシー
音波&電動歯ブラシ用 プロスペック 歯みがきペースト	65g	¥420	ペースト(練状)	NaF	900	㈱ジーシー
ルシェロ ペースト (ラ・フランス)	65g	¥400	ペースト(練状)	NaF	900	㈱ジーシー
ルシェロ ペースト マスデントF	60g	¥1,400	ペースト(練状)	NaF	900	㈱ジーシー
ルシェロ 歯みがきペースト B (ベーシック)[*8]	90g	¥380	ペースト(練状)	NaF	900	㈱ジーシー
ルシェロ 歯みがきペースト P (ペリオ)[*8]	70g	¥400	ペースト(練状)	NaF	900	㈱ジーシー
ルシェロ 歯みがきペースト ホワイト	100g	¥1,430	ペースト(練状)	MFP	950	㈱ジーシー
ルシェロ ポイントケアジェル	30g	¥540	ジェル状	NaF	950	㈱ジーシー
メルサージュ ヒスケア	80g	¥760	ペースト(練状)	NaF	950	㈱松風
メルサージュ ヒスケアジェル	60g	¥760	ジェル状	NaF	900	㈱松風
メルサージュ クリアジェル	60g	¥560	ジェル状	NaF	950	㈱松風
薬用はみがきヒノペリオ® Fd	60g	オープン価格	ペースト(練状)	MFP	1,000以下	昭和薬品化工㈱
オラリンス	80ml	オープン価格	フォーム状	NaF	1,000以下	昭和薬品化工㈱
ニュートラガード (ストロベリー)	60g×6本	¥4,700	ジェル状	NaF	980	白水貿易㈱
	60g×12本	¥9,300	ジェル状	NaF	980	白水貿易㈱
スタンガード (ミント)	122g	¥1,100	ジェル状	SnF_2	970	白水貿易㈱
ホームジェル[*9]	56.6g	¥600	ジェル状	SnF_2	970	㈱オーラルケア
ホームジェル ボトルタイプ[*10]	300g	¥1,600	ジェル状	SnF_2	970	㈱オーラルケア
キャナリーナ 歯磨 900Pw	40g	¥600	ペースト(練状)	NaF	900	㈱ビーブランド・メディコーデンタル
BMD ウォーターゲル 950F[*11]	60g	¥850	ジェル状	NaF	950	㈱ビーブランド・メディコーデンタル
ジェルコートF	90g	¥1,100	ジェル状	NaF	950	ウェルテック㈱
ブロサールハミガキ	40g	¥510	ペースト(練状)	NaF	900	日本歯科薬品㈱
クリンプロ歯みがきペースト	90g	¥950	ペースト(練状)	NaF	950	スリーエムジャパン㈱
リカル[*12]	70g	¥600	ジェル状	NaF	970	㈱歯愛メディカル
リカル (センシティブ)	70g	¥600	ペースト(練状)	NaF	970	㈱歯愛メディカル
プチリカル (マスカット)	25g	¥135	ペースト(練状)	NaF	900	㈱歯愛メディカル
プチリカル (チョコミント)	30g	¥135	ペースト(練状)	NaF	900	㈱歯愛メディカル
リラクルマッサージジェル	50g	¥600	ジェル状	NaF	500	㈱歯愛メディカル
ピドケア[*13]	50g	¥380	ジェル状	SnF_2	980	フィード㈱
デンタパールW	108g	¥1,440	ペースト(練状)	NaF	200	三宝製薬㈱
薬用ハミガキ ペルデンティ (ハーブミント)	85g	¥490	ペースト(練状)	NaF	900	㈱ピーディーアール

[*7]：アプリコットミント，フレッシュスペアミントの2種類
[*8]：ミント，マイルドミント(レモンフレーバー)の2種類
[*9]：ノーフレーバー，ミント，レッドベリー，オレンジ，グレープ，バブルガムの6種類
[*10]：ミント，オレンジ，グレープの3種類
[*11]：グレープ，ピーチ，スカイミントの3種類
[*12]：マンゴーミント，ピーチミント，アップルミント，トゥミントの4種類
[*13]：マスカット，ストロベリー，アップル，レモン，ミント，ピーチ，サイダーの7種類

❷ 安全性と機能性

フッ化物配合歯磨剤のみならず，すべての歯磨剤（化粧品ならびに医薬部外品）の安全性と品質は，「医薬品医療機器等法（改正薬事法）」で厳しく管理されている．例えば，歯磨剤を飲み込んだ場合を考慮して，数多くの実験が行われ，その安全性が継続して確認されている．薬効成分として配合されるフッ化物濃度を例にあげれば，その配合されるフッ化物濃度の上限値は1,000 ppm（歯磨剤1g中にフッ化物が1 mg含まれる）に定められ，外国製歯磨剤のフッ化物濃度よりも低い上限が示されていた．歯磨剤の基剤

である研磨剤は，歯に付着する歯垢や色素を除去しやすくするとともに，歯磨き後の歯垢の再付着を抑え，また発泡剤は歯磨剤成分を口の中に拡散して機能を発揮しやすくしたり，化学的な作用として歯の汚れに浸透して付着力を弱めたり，洗浄効果によって汚れを除去しやすくするという目的がある．これらの配合される成分は，日本薬局方，化粧品減量基準等の公定書に載った前例にあわせて開発されてきており，また体内への飲み込みに関する長期間の毒性試験ならびに急性毒性の試験が継続して実施されている．

さて，国際的に通用される規格や標準類を制定する機関であるISO（国際標準化機構）の歯科部会（TC106）には，口腔衛生用品（Oral care products）に関する規格がある．そのうちのフッ化物配合歯磨剤に関するISO 11609（Toothpastes-Requirements, test methods and marking：1995年）の規格には，配合されるフッ化物濃度とフッ化物全量の項目が記載されている．それによると，歯磨剤に配合されるフッ化物濃度の上限は，各国の法律または規制によって定められた限度を超えてはならず，1,500 ppm（0.15％）を決して超えてはならない．わが国では2017年3月に厚生労働省より「フッ化物を配合する薬用歯みがき類の使用上の注意について」の文書が発せられ，1,000 ppm（0.10％）を超えるフッ化物を配合する歯磨剤が医薬部外品として承認された．同年11月現在で6種8製品の歯磨剤（1,450 ppmF）が発売されている．なお，使用上の注意として，6歳未満の子どもには使用を控える旨を容器等に記載することとなっている．また，ISOではディスペンシングシステムのような容器を使用する場合には，1容器あたりフッ化物全量300 mgを超えてはならないことなどが定められている．

そこで，実際に使用される歯磨剤量とそのフッ化物量を計算してみよう．成人の使用歯磨剤量は約0.5〜0.8 g程度で，子どもの使用歯磨剤量は成人よりも少なく，その半分の約0.25〜0.4 g程度（エンドウ豆サイズ：pea size）である．また，フッ化物配合歯磨剤中のフッ化物濃度（製剤商品の表を参照）は，成人向けではおおむね900〜1,500 ppm程度で，子ども向けでは100, 500 ppmの製剤もあるが，成人向けと同様にそのほとんどはおおむね900〜1,000 ppm程度である．したがって，実際に1回の歯磨きに使用されるフッ化物量は，成人では0.45〜1.2 mgFであり，3歳以降の子どもでは0.23〜0.4 mgFとなる．歯磨き後には水で漱ぐことから，口の中の残留率は成人ではおおむね10〜15％，漱ぎの可能な5歳以上の子どもではおおむね14〜34％（4歳以下では16〜60％の報告もあるが，漱ぎの練習をすると残留率は低下する）といわれ，漱ぎ後に口の中に残るフッ化物量は成人では0.045〜0.18 mgFとなり，5歳以上の子どもでは0.032〜0.14 mgFと推計される．ちなみに，これら口の中に残るフッ化物量を日本茶（およそ1 ppmのフッ化物濃度）に換算すると，成人では45〜180 ml，5歳以上の子どもでは32〜140 mlとなる．1日に2回または3回使用する場合には，それぞれを2倍または3倍した量が口の中に残ることになる．

米国歯科医師会（ADA），米国小児歯科学会（AAPD），米国小児学会（AAP）では，1日のフッ化物推奨投与量を飲料水中フッ化物濃度別ならびに年齢別に示している（表1）．わが国では水道水フロリ

表1 飲料水中フッ化物濃度別および年齢別での1日フッ化物推奨投与量*

年齢	飲料水中フッ化物濃度（ppm）		
	＜0.3	0.3〜0.6	＞0.6
6カ月〜3歳	0.25 mg	0 mg	0 mg
3〜6歳	0.50 mg	0.25 mg	0 mg
6〜16歳	1.00 mg	0.50 mg	0 mg

*ADA，AAPD，AAPによる推奨量

デーションが行われていないので，飲料水中フッ化物濃度0.3 ppm未満の地域が該当することになり，その年齢別の1日フッ化物摂取量は6カ月児から3歳児までが0.25 mg，3歳児から6歳児までが0.50 mgを推奨している．したがって，前述のフッ化物配合歯磨剤を1日に3回使用しても何ら問題はない．

フッ化物が配合されているスプレータイプの液体歯磨剤と，フォームタイプの歯磨剤（歯科医院専売）の使用法について触れておく．スプレータイプの液体歯磨剤のフッ化物濃度は100 ppmであり，漱ぎのできない乳幼児や要介護者への使用が奨められる．また，フォームタイプの歯磨剤のフッ化物濃度は950 ppmであり，幼児，高齢者，要介護者，障害者の方々への使用が奨められる．ともに研磨剤が配合されていないことや，歯ブラシにつけることのできる1回分の使用量が少なくなることなどから，漱ぎのできない方への使用が奨められる．歯ブラシと歯磨剤によるブラッシングは，わが国ではすでに定着しており，ほとんどすべての国民が日常の口腔保健行動として歯磨剤を利用してブラッシングしている．現在では，口腔疾患の予防のための医薬部外品としての目的を考慮し，う蝕予防のために有益なフッ化物を口腔内へ供給する（ドラッグ・デリバリー・システム：DDS）という口腔保健行動と捉えるべきものと認識されており，特に漱ぎのできない方々への使用を推奨するポイントといえる．特に，前述の乳児期におけるフッ化物配合歯磨剤の利用では，乳歯萌出開始時から積極的に使用開始することが推奨されるものの，漱ぎのできない乳児であることから，体重などを考慮して使用すべきである．スプレータイプ液体歯磨剤（100 ppm）やフォームタイプ歯磨剤（950 ppm）では湿らす程度の少量を，また500 ppmのペーストタイプ歯磨剤や950 ppm程度のジェルタイプ歯磨剤では子ども本人の切った爪程度（ほんの擦りつける程度：smear size）を使用し，ペーストタイプやジェルタイプの使用では終了後に拭き取ることも重要である．

❸ 母子健康手帳の改正（2012年4月より）

母子健康手帳は，2012年度に大改正された．前半部分の「省令様式」は全国統一の様式であり，作成および取扱い要領の厚生労働省通知によって，医学的記録および保護者の記録を記載する．また，後半

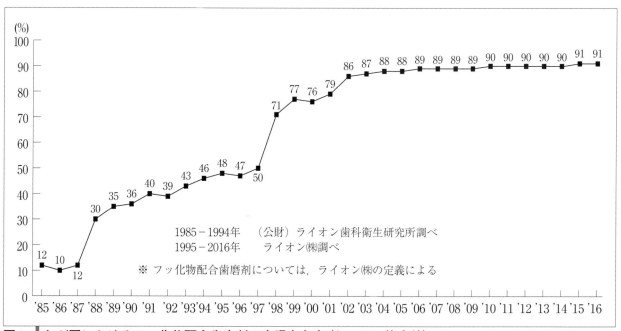

図1 わが国におけるフッ化物配合歯磨剤の市場占有率（シェア：算定値）

部分の「任意様式」では作成例の厚労省通知により，内容は市町村に委ねられて行政情報，保健育児情報などを記載している．母子保健法には「市町村は妊娠の届出をした者に対して，母子健康手帳を交付しなければならない」「妊産婦，乳児又は幼児は，医師，歯科医師，助産師又は保健師に健康診査または保健指導を受けたときは，その都度，母子健康手帳に必要な事項の記載を受けなければならない」「母子健康手帳の様式は，厚生労働省令で定める」と明記されている．

歯科関連の主な改正点は，「省令様式」に1歳6か月児，3歳児の「保護者の記録」にフッ化物についての質問項目「歯にフッ化物の塗布やフッ素入り歯磨きの使用をしていますか」が追記された．「任意様式」では「お口と歯の健康」に，①フッ化物（フッ素）の利用に関する事項，②「ブクブクうがい」と「ガラガラうがい」に関する事項，③日本歯科医師会ホームページのURLが追記された．（乳児期におけるフッ化物配合歯磨剤の利用は前述：2 安全性と機能性）

4 フッ化物配合歯磨剤のシェア（世界と日本）

わが国のフッ化物配合歯磨剤の市場占有率（シェア：算定値）は，1988年以降で急速に増加しており，1998年以降で70％台に達し，現在では90％（2010年以降）になった（**図1**）．しかし，口腔保健の先進諸国のシェアは90％をすでに超えていたことから，これらの国々にやっと追いつきつつある現状といえる（**表2**）．なお，世界では15億人以上がフッ化物配合歯磨剤を利用していると推計される（2015年FDI）．

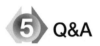
5 Q&A

Q1 きちんと毎日歯磨きをしていればフッ素に頼らなくてもよいと思いますが？

A1 う蝕（むし歯）は，歯面に付着した歯の汚れ（歯垢）の中の細菌が有機酸を産生することにより，歯質のミネラルが溶け出す現象（脱灰）が継続することによって起こります．この歯垢を取り除くこと（歯磨き）が日常の口腔保健行動の基本となりますが，噛み合わせの面の溝や歯と歯の間などの歯ブラシでは取り除けない部分も存在しています．フッ化物は歯質のう蝕抵抗性を増強したり，歯垢の病原性を弱めたりして活躍しますので，フッ化物配合歯磨剤を使用することは，上記のフッ化物の効果と同時に歯磨きによる歯垢除去効果をも兼ね備えた有益な方法といえます．

Q2 家庭でフッ素を利用してむし歯予防をしたいのですが？

A2 家庭でできるフッ化物応用法には，薬店やスーパー等で市販されている「フッ化物配合歯磨剤」の利用や，薬剤師

表2	口腔保健の先進諸国におけるフッ化物配合歯磨剤の市場占有率（シェア）
オーストラリア	99（％）
フィンランド	99
英国	98
デンマーク	98
ニュージーランド	97
米国	95
スウェーデン	95
ノルウェー	90
オランダ	90
韓国	90

（資料：1990年FDI調査）

のいる薬局・ドラッグストア等での購入や歯科医院で処方してもらう「フッ化物洗口」の方法があります．

特にフッ化物配合歯磨剤は，包装箱または容器（チューブ）の裏面の成分表示に記載されていますので，その成分表示のフッ化物配合の有無を確認して購入してください．

Q3 歯磨剤は使わないほうがよいとか，あまりつけすぎないほうがよいと聞きますが，それでもフッ素入り歯磨剤を使った方がよいのですか？

A3 以前は，歯科医師，歯科衛生士の専門家が「歯磨きの基本は歯ブラシで汚れをとることであって，歯磨剤の使用ではない」「歯磨剤は歯をすり減らす」「歯磨剤を使うと口の中が泡だらけになって歯磨き時間が減ってしまう」などと発言した方もいました．しかし，今日の歯磨剤は，企業努力によって継続して研究されています．

最近の歯磨剤使用の目的は，薬効成分を口の中に供給する媒体としての機能が重要視され（本文参照），歯磨きの補助的な存在は確立しており，また低研磨性，低発泡性の製品が開発・市販されています．したがって，前述のような発言は不適切なものとなっています．

さて，歯磨剤の機能性を考えると，フッ化物の口腔内保持を高めるために以下の注意が必要となります．①年齢別に歯磨剤の使用量を決定して口の中に供給するフッ化物量を維持する．②歯磨き後の漱ぎ（量，時間，回数）を控え，口の中の停滞時間をのばす．③使用後の飲食を控え，口の中のフッ化物の維持をはかる．また，有効なフッ化物配合歯磨剤の使用は，漱ぎの可能な年齢前（4歳未満）では1日最低1回，4歳以降では1日2回以上の使用が奨められ，そのうちの1回は就寝前に必ず使用することを推奨します．

Q4 効果的なフッ化物配合歯磨剤の使用方法を紹介してください．

A4 スウェーデンの Birkhed 先生は，フッ化物配合歯磨剤の効果的な使用方法"イエテボリ・テクニック"を紹介しました．成人の場合では歯ブラシの毛先に2cm幅のフッ化物配合歯磨剤をつけます（3〜6歳未満児は5mm，6〜12歳児は1cmが目安）．

フッ化物配合歯磨剤を歯面全体に広げます．2分間のブラッシングを行います（特にブラッシング方法にはこだわりません）．フッ化物配合歯磨剤による泡立ちを口の中で保ちます（途中での吐き出しは一切しません）．口からフッ化物配合歯磨剤を吐き出さずに，10 mlの水を口に含みます．そのまま水を口に含んで，軽く30秒間のブクブクうがいをします．口に含んだ水を吐き出し，その後にはうがいはしません．うがい後の最低2時間は飲食を避け，口の中にフッ化物を保持して最大限に利用しましょう．

フッ化物洗口剤

 フッ化物洗口剤の一覧表

● フッ化物洗口剤（歯科医院専用）

商品名	商品内容					配合フッ化物		メーカー・販売元
	容量	包装	参考医院価格	形状	その他	種類	濃度(ppmF)	
ミラノール顆粒 11%	1g	90包 180包	¥5,550 ¥10,000	顆粒	1包を200mlに溶解 ＊専用容器10本入（¥2,000） 「計量カップ付」	NaF	250	㈱ビーブランド・メディコーデンタル
ミラノール顆粒 11%	1.8g	90包 180包 450包	¥6,700 ¥12,200 ¥27,500	顆粒	1包を200mlに溶解 ＊専用容器10本入（¥2,000） 「計量カップ付」	NaF	450	㈱ビーブランド・メディコーデンタル
ミラノール顆粒 11%	1.8g	1,080包	¥31,500	顆粒	1包を100mlに溶解 ＊集団専用容器1本入（¥500）	NaF	900	㈱ビーブランド・メディコーデンタル
ミラノール顆粒 11%	7.2g	200包	¥23,500	顆粒	1包を400mlに溶解 ＊集団専用容器1本入（¥500）	NaF	900	㈱ビーブランド・メディコーデンタル
ミラノール顆粒 11%	500g	1本	¥5,950	顆粒	＊調剤が必要である	NaF	250～900	㈱ビーブランド・メディコーデンタル
オラブリス洗口用顆粒 11%	1.5g	120包	¥5,810	顆粒	1包を300mlに溶解 1包を167mlに溶解 ＊専用容器10本入（¥2,000）	NaF	250 450 900	昭和薬品化工㈱
オラブリス洗口用顆粒 11%	6g	60包	¥6,120	顆粒	1包を332mlに溶解 ＊専用溶解ボトル1本（¥580）	NaF	900	昭和薬品化工㈱
オラブリス洗口液 0.2%	10mL	50個	¥3,650 (1個あたり3円)	洗口液	ポーションタイプ	NaF	900	昭和薬品化工㈱
バトラーF洗口液 0.1%	250ml/本	1箱(6本)	¥4,500	洗口液	10mlの専用カップが1本に1個付属	NaF	450	サンスター㈱
フッ化ナトリウム洗口液0.1%【ライオン】	250ml/本	1箱(6本)	－	洗口液	10mlの専用カップが1本に1個付属	NaF	450	ライオン歯科材㈱
フッ化ナトリウム洗口液0.1%「ビーブランド」	250ml/本	1本	¥648	洗口液	20mlの専用カップが1本に1個付属	NaF	450	㈱ビーブランド・メディコーデンタル
フッ化ナトリウム洗口液0.1%「ジーシー」	250ml/本	1箱(6本)	¥5,100	洗口液	10mlの専用カップが1本に1個付属	NaF	450	㈱ジーシー

● フッ化物洗口剤（第3類医薬品＊）

商品名	商品内容					配合フッ化物		メーカー・販売元
	容量	包装	参考医院価格	形状	その他	種類	濃度(ppmF)	
エフコート	250ml/本	1本	¥1,500	洗口液	10mlの専用カップが1本に1個付属	NaF	225	サンスター㈱
クリニカ フッ素メディカルコート	250ml	1本	¥980	洗口液	4歳以上の使用．1回量5～10ml	NaF	225	ライオン歯科材㈱

＊第3類医薬品とは，第1類・第2類医薬品以外の一般用医薬品．

表3　フッ化物洗口液のフッ化物濃度と1回分の使用量とフッ化物量

洗口法	フッ化物濃度	使用液量/1回分	フッ化物量
週5回（毎日）法	225～250 ppm	5～7 ml（幼稚園児）	1.1 mg
週1回法	900 ppm	7～10 ml（小・中学校）	9.0 mg

2) フッ化物洗口と公衆衛生

　フッ化物洗口の特徴として，手技が簡便で，う蝕予防効果が高く，安全性は高く，費用・効果率に優れた公衆衛生的特性の高いことがあげられる．したがって，ことにう蝕になりやすい時期にあたる保育園や学校の集団の場における応用が教育的効果を高めている．しかも，集団の場で実施される場合にはフッ化物洗口を長期に継続して実施できる利点がある．

　集団でのフッ化物洗口を実施する場合には，多くの関係者の協力が必要となることから，文書での情報提供を行う．例えば，学校でフッ化物洗口を実施しようとする場合，本人あるいは保護者に対してフッ化物洗口法の具体的な方法，期待される効果，安全性などについて十分説明し，実施について同意を得るとともに，学校関係者の合意をはかる必要がある．

　なお，フッ化物洗口は個人でも実施することができる．

表4　フッ化物洗口に用いる器具・器材

ポリタンク	砂時計
ディスペンサーボトル	収納ボックス
広口ビン	ポリバケツ
紙コップ	鍵戸棚（または金庫）

2) フッ化物洗口の実施手順

(1) 器材の準備，洗口剤の調整

　集団におけるフッ化物洗口では，施設職員が器材の管理や洗口剤の調整を行う（表4）．

　洗口液を調整する際は，ポリタンク・ディスペンサーボトルを準備し，多人数施設で使用する全対象者の洗口液をポリタンクで調整する．当該の施設の1回分として必要な量のフッ化ナトリウム（必要量は1個の広口ビンに入れておくと便利）をポリタンクに入れ，必要量の水道水を加える．

(2) 洗口の手順（図2）

　各クラスごとに調整された洗口液をディスペンサーボトルから，各生徒のコップに分注する（紙コップやポリコップの使用）．

　施設職員等の監督の下に皆で一緒に洗口する．5～10 mlの洗口液でブクブクうがい（洗口）を30秒～1分間行う．

　座って下を向いた姿勢で，口腔内のすべての歯にまんべんなく洗口液がゆきわたるように行う．洗口が十分行われているかは，洗口中のブクブクの音や吐き出された洗口液の「あわだち」で確認する．

　吐き出した洗口液は，各クラスごとにポリバケツに集め下水に流す．

(3) 洗口の練習

　園児と小学校低学年では，事前に水で洗口の練習をさせ，飲み込まずに吐き出せるようになってから開始する．

3) フッ化物洗口の実際

1) 頻度と濃度

　集団におけるフッ化物洗口法には，「週5回法（毎日法）」と「週1回法」がある．「週5回法」は0.05%ないし0.055%フッ化ナトリウム溶液を用いた洗口法で，「週1回法」は0.2%フッ化ナトリウム溶液を用いた洗口法である（表3）．

　この2つの方法によるう蝕予防効果については，大きな差異は認められていない．対象者や施設の実情にあわせて，いずれかの方法を選択する．通常，保育所および幼稚園の4, 5歳児では「週5回法」，小・中学校では「週1回法」が行われている．

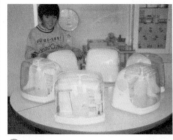
❶ 用意するもの：ポリタンク，ディスペンサーボトル，紙コップ，砂時計，収納ボックス，ポリバケツ．
注：フッ化物洗口剤は鍵のかかる戸棚または金庫に保管する．

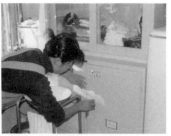

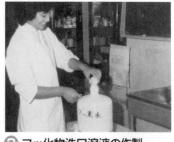
❷ フッ化物洗口溶液の作製
ポリタンクに必要量の水道水を準備し，フッ化物洗口剤を取り出してポリタンクに入れる．ポリタンクを軽く振って溶解する．

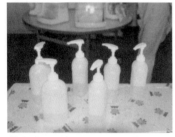
❸ 各クラスへ
クラスごとに生徒数に応じた量のフッ化物洗口溶液をディスペンサーボトルに分ける．

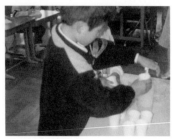
❹ 生徒へ分注
各クラスではディスペンサーボトルから紙コップ（または各自のコップ）に1人分ずつ分注する（園児は7ml，生徒は10ml）．

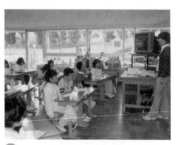
❺ 洗　口
各自に洗口液が渡されたら，担任の先生の開始の合図でいっせいに洗口（ブクブクうがい）をはじめる．）

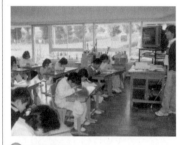
❻ 洗口終了
1分後，洗口溶液を紙コップ（または各自のコップ）に吐き出す．

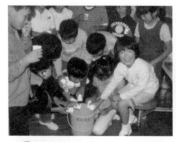
❼ 後片付け
吐き出した洗口溶液をポリバケツに集め，下水に捨てる．使用後の紙コップはごみ袋に集める（紙コップの中にティッシュペーパーを入れて洗口液を吸い取り，そのままごみ袋に捨てて，後で焼却する方法もある）．係が器具を所定の位置に戻す．

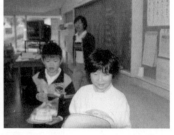

図2 フッ化物洗口の実施手順　（田浦勝彦，他：だれにでもできる　小さな努力で確かな効果，P.57，砂書房，2001）

(4) 洗口後の注意

洗口後30分間は，うがいや飲食物をとらないように注意する．また，調整した洗口液（ポリタンクやディスペンサーボトル）の残量は廃棄する．

● 3）フッ化物洗口の実施期間

永久歯のう蝕予防を目的に4，5歳児から開始し，少なくとも中学生（14歳）まで継続実施することが望ましい．

● 4）市販フッ化物洗口剤の卸売販売に関する法律

2012年3月16日付　薬食発0316第2号　厚生労働省医薬食品局長より都道府県知事・保健所設置市

長・特別区長宛に「薬事法の一部を改正する法律」等の施行等についての一部改正：

学校の長にあって，歯科医師の指示に基づき行う，う蝕予防のために必要な医薬品を使用するもの「卸売販売業における医薬品の販売等の相手先に関する考え方について」の下記に該当する．

（事例39）　学校の長に対して，歯科医師の指示に基づき行う，う蝕予防のためのフッ化ナトリウム洗口剤を販売する場合（平成23年3月31日　事務連絡　厚生労働省医薬食品局総務課）

5）週1回法フッ化物洗口剤の適用外申請の認可

2013年8月20日（火）付けの独立行政法人医薬品医療機器総合機構（PMDA）"医療用医薬品添付文書情報"のホームページ上に，"ミラノール顆粒11%"と"オラブリス洗口用顆粒11%"の改定された添付文書が掲載された．両フッ化物洗口製剤については，"週1回法（900ppmF）"への用法・用量，追加等に伴う改訂が承認された．これにより，これまで小・中学校での集団フッ化物洗口に市販のフッ化物洗口製剤が利用できるようになった．

6）日本初OTC医薬品のむし歯予防薬フッ化物洗口剤の発売

2015年9月18日（金）より薬剤師のいる薬局・ドラッグストアなどでOTC（Over The Counter）医薬品（要指導医薬品）のむし歯予防薬として日本初のフッ化物洗口剤『エフコート』が発売された（14頁参照）．

4　フッ化物洗口の効果・安全性

1）フッ化物洗口によるう蝕予防効果

フッ化物洗口によるう蝕予防効果は，諸外国の報告では20〜50%と報告されているが，最近のわが国の報告では31〜79%のう蝕予防効果が得られている．諸外国では洗口方法以外のフッ化物利用がすすんでいる背景があること，また2年程度の調査期間であることに比べ，わが国の報告では就学前から開始しているので，永久歯の萌出に対応して早期に洗口実施していること，5年以上の成績が多いことなどを考慮しなければならない．いずれにせよフッ化物洗口は，最も効果の高いう蝕予防方法の1つであることが科学的に証明されている．

わが国の効果の一例としては，1970年新潟県弥彦村において実施された保育園と学校でのフッ化物洗口によるう蝕予防効果を表したものが図3である．1970年に小学校全体で開始され，1978年にはフッ化物洗口を実施している保育園の4, 5歳児が入学した．したがって，小学校1年生に開始された洗口の効果は1978年のデータに，また4歳児に開始された洗口の効果は1987年のデータに表されており，それぞれ小学校全学童の平均で38.8%, 78.9%のう蝕予防率を示している．4歳児に開始した洗口の効果が特に大きいのは，小学校就学前に萌出直後の第一大臼歯う蝕を予防できるからである．したがって，フッ化物洗口は就学前から開始し，学校で継続することが望ましいと考えられる．

フッ化物洗口が普及し，効果をあげているわが国の地域事例としては，新潟県があげられる．新潟県は，2006年3月末までは，全国で最も多くの人数が集団のフッ化物洗口を実施しており（2019年3月末調査では愛知県に次いで，全国2位），その結果，新潟県の12歳児におけるDMFT指数は全国で最も低く0.3である（図4）．新潟県では2006年に，健康日本21の目標値である「12歳児における1人平均う歯数を1歯以下にする（基準値2.9歯）」を達成した．この新潟県の事例から考えれば，全国でフッ化物洗口を実施することにより，う蝕のさらなる減少が期待され，8020達成に貢献すると考えられる．

2）フッ化物洗口の安全性

フッ化物洗口は，わが国では1970年から新潟県弥

第1章 ◆日本におけるフッ化物製剤

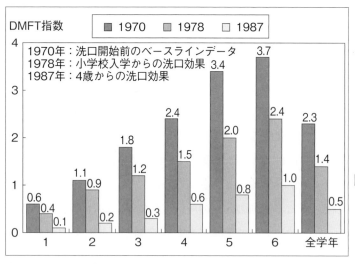

図3 フッ化物洗口開始年齢による永久歯う蝕予防効果
（境 脩，他：小学学童におけるフッ化物洗口による17年間のう蝕予防効果，口腔衛生学会雑誌，38（1），1988）

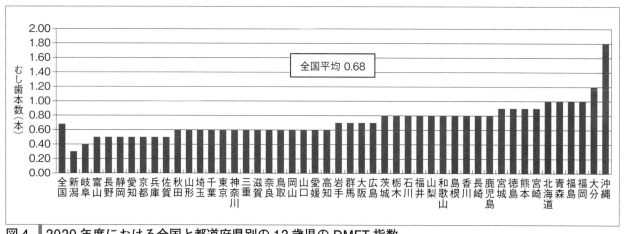

図4 2020年度における全国と都道府県別の12歳児のDMFT指数
（資料：令和2年度 学校保健統計調査（文部科学省））

彦小学校で開始され46年経過しており，今まで中毒等の事故が起こったという報告例はない．そして，多くの保健関連の専門機関は，フッ化物洗口を安全で効果的なう蝕予防方法として推奨している．

しかし，1994年にWHOはテクニカルレポートにおいて，就学前の6歳未満児のフッ化物洗口は推奨できないとした．適切なフッ化物洗口法ではフッ化物イオンの口腔内残留量は少量であり，歯のフッ素症の原因にはならないが，他の経路から摂取されるフッ化物との総量に影響を与えるかもしれないとの理由からである．その背景としては，米国のような水道水フロリデーション地域においてフッ化物洗口液を毎回全量飲み込む場合を想定したもので，わが国の状況とは背景がまったく異なるものである．

なお，「就学前からのフッ化物洗口法に関する見解」として，1996年に日本口腔衛生学会フッ素応用研究委員会が専門学会誌に示しており，「日本においては，現在，水道水フロリデーション，フッ化物錠剤，食品中のフッ化物濃度調整等，フッ化物の全身応用が行われていないので，他の経路から摂取されるフッ化物として全身応用の影響を考慮しなくてよい」，「日本の6歳未満の幼児においては，フッ化物洗口を開始する前に水による練習を行い，洗口が上手にできることの確認ができれば，フッ化物洗口を妨げる理由はない」とあり，4, 5歳未満児のフッ化物洗口に支障はないと結論づけている．

また，1999年に日本歯科医学会の「フッ化物応用についての総合的見解」（付録1参照）では，フッ化

表5 年齢別,フッ化物洗口経験期間別の口腔内フッ化物残留量(0.05% NaF, 7 m*l*, 1分間洗口)

年　齢	洗口経験	人　数	残留フッ化物量	%
4歳児	1～2カ月	260	0.19 mg	12.0
5歳児	8カ月	509	0.17 mg	10.7

(Sakuma S. *et al.*：Int Dent J, 54：126～130, 2004)

物洗口により「慢性中毒である歯のフッ素症は生じない」,「通常のう蝕予防に使用されるフッ化物量によって,全身の健康状態に悪影響を及ぼすことは考えられない」とあり,フッ化物洗口の安全性を保証するものであることが述べられている.

2004年にFDI(国際歯科連盟)が関与している国際誌であるInternational Dental Journalにおいて,「就学前児童(4～5歳,769名,フッ化物洗口プログラム参加)のフッ化物洗口(0.05% NaF, 7 m*l*, 毎日法)における口腔内残留の程度を調べたところ,残留率は4歳児で12%,5歳児で10.7%であった.その残留量は,6人だけが0.5 mgを超えていたものの,これら6人について週ごとの追跡調査をしたところ,すべての対象児において0.5 mg未満になったことが示され,安全な範囲にあった(表5)」と述べられている.なお,その国際誌の巻頭にはこの論文を紹介したコメントがあり,「フッ化物の適切な使用の基本的な考え方は,最大のう蝕予防と歯のフッ素症の最小のリスクの間で,可能な限りもっとも有益なバランスをとることである.日本においては学校におけるフッ化物洗口が何年間も行われてきたが,この度の研究は同様のプログラムを実行している就学前児童によって摂取されるフッ化物総量を明白にするために求められたものである.口腔内に残留するフッ化物総量は,実際に使用した洗口液に含まれる総量から,吐き出されて回収された量を引いて算定された.どの児童も洗口液の全量を飲み込むことはなく,残留するフッ化物総量は安全で推奨される範囲内にあった.このような上手く運営され管理されたプログラムでは,他のフッ化物利用が有用でないときには,たとえ幼児に対してであっても明白に予防的な口腔ケアとしての役割を担うことができる」と述べられており,保育園,幼稚園などにおける就学前のフッ化物洗口プログラムの有用性,安全性を示唆している.

以上により,フッ化物洗口の安全性は科学的に証明されており,わが国において4,5歳児から開始しても問題ないといえる.

わが国におけるフッ化物洗口の普及状況と目標値の設定の必要性

2000年4月から始まった21世紀における国民健康づくり運動(「健康日本21」)では,歯科保健に関する目標値にフッ化物利用(フッ化物配合歯磨剤とフッ化物歯面塗布)が示されている.一方,フッ化物洗口については,平成13年度厚生科学研究報告書によれば,都道府県で策定されている「健康日本21」の地方計画の中で16の県が目標値を掲げていた.表6には,フッ化物洗口実施に関する目標が記載された「歯科口腔保健の推進に関する法律」第13条に基づく都道府県計画項目に記載されている20道県におけるフッ化物洗口の現状と目標値を示した.なお,2002年にNPO法人日本むし歯予防フッ素推進会議では「2010年までにフッ化物洗口法を実施している児童を100万人にする」として,特定非営利活動法人としてさらなる普及に取り組んできた.

2014年3月末調査で,集団応用フッ化物洗口実施人数は100万人を突破したので,NPO日Fでは「2025年までにフッ化物洗口を実施している小児を300万人にする」ことを新たな目標に設定した.

表7に,都道府県別における集団応用でのフッ化物洗口実施市町村数を示した.2012年調査では,1,742市町村数の799(45.9%)から2014年には915(52.5%)となり,半数を超えた.最新の2016年調査

表6 フッ化物洗口実施に関する目標が記載された「歯科口腔保健の推進に関する法律」第13条に基づく都道府県計画項目

県コード	都道府県	目標	現状	目標値
1	北海道	フッ化物洗口実施市町村を増やす	144市町村（H24）	全市町村（H30）
10	群馬県	フッ化物洗口を実施する市町村の増加	15市町村（H24）	20市町村（H30）
11	埼玉県	フッ化物洗口を実施する保育園・幼稚園数の増加 フッ化物洗口を実施する小学校・中学校数の増加	70園（H25） 116校（H27）	200園（H30） 600校（H30）
15	新潟県	フッ化物洗口を行っている児童・生徒の割合	41.0%（H23）	50.0%（H28） ⇒60.0%（H34）
16	富山県	フッ化物洗口を実施している学校・施設の増加	33.8%（H23）	50.0%（H34）
22	静岡県	フッ化物洗口を実施する幼稚園，保育所，小学校の割合の増加	37.7%（H23）	増加（H34）
23	愛知県	フッ化物洗口を実施している施設の割合の増加（幼稚園，保育所，小学校，中学校）	25.1%（H23）	40.0%（H34）
24	三重県	フッ化物洗口を実施している施設数（保育所，幼稚園など）	66か所（H23）	120か所（H29）
25	滋賀県	フッ化物洗口実施施設数の増加 フッ化物洗口に取り組む市町の増加	92施設（H23） 7市町（H23）	150施設（H34） 14市町（H34）
30	和歌山県	フッ化物洗口実施施設（学校，幼稚園，保育所）の増加 フッ化物洗口実施施設がない市町村の減少	117施設（H24） 9市町村（H24）	増加（H34） 減少（H34）
31	鳥取県	フッ化物洗口に取り組む施設数の増加（4〜14歳まで）	70施設（H24）	100施設（H29）
35	山口県	小・中学校等でのフッ化物洗口の実施率の増加	29.5%（H23）	増加（H34）
38	愛媛県	フッ化物洗口をする児童・生徒の割合	小学生22.4% 中学生6.5%（H22）	小学生40.0%以上 中学生20.0%以上（H28）
39	高知県	保育所・幼稚園でのフッ化物洗口の実施割合	21.6%（H23）	30.0%以上（H28）
41	佐賀県	フッ化物洗口を実施している保育所・幼稚園の割合を増やす	71.7%（H23）	80.0%（H34）
42	長崎県	学齢期におけるフッ化物洗口実施者の割合の増加 保育所・幼稚園でのフッ化物洗口実施施設の割合の増加 小学校でのフッ化物洗口実施施設の割合の増加	2.8%（H23） 23.9%（H23） 4.2%（H23）	75.0%（H29） 100.0%（H29） 100.0%（H29）
43	熊本県	保育所・幼稚園におけるフッ化物洗口実施率の増加（実施している施設の割合） 小・中学校におけるフッ化物洗口実施率の増加（実施している施設の割合）	48.0%（H23） 0.8%（H23）	70.0%以上（H29） 30.0%以上（H29）
44	大分県	フッ化物洗口を実施する保育所，幼稚園 フッ化物洗口実施学校数	62か所（H23） 小学校1（H24） 中学校1（H24）	増加（H34） 増加（H34） 増加（H34）
45	宮崎県	フッ化物洗口に取り組む保育所・幼稚園の割合を増やす 　　　　保育所 　　　　幼稚園 フッ化物洗口に取り組む小学校・中学校の割合を増やす 　　　　小学校 　　　　中学校	39.4%（H24） 30.3%（H24） 16.5%（H24） 15.6%（H24）	50.0%（H29） 40.0%（H29） 50.0%（H29） 50.0%（H29）
47	沖縄県	フッ化物洗口を実施している施設の増加（保育所，幼稚園，小・中学校）	198（保育所166，幼稚園13，小学校11，中学校6，特別支援学校等2）（H25）	増加（H29） ⇒増加（H34）

（各都道府県のホームページにて，「歯科保健推進計画」をキーワードとして検索し，計画より「フッ化物洗口」に関する項目について抽出）

表7 都道府県別における集団応用でのフッ化物洗口実施市町村数

都道府県名	実施市町村数 2012	2014	2016	都道府県名	実施市町村数 2012	2014	2016	都道府県名	実施市町村数 2012	2014	2016
北海道*	90(179)	159(179)	163(179)	石川	4(19)	3(19)	3(19)	岡山	2(27)	4(27)	3(27)
青森	1(40)	1(40)	9(40)	福井	12(17)	15(17)	13(17)	広島	10(23)	8(23)	8(23)
岩手	21(33)	21(33)	21(33)	山梨	4(27)	6(27)	5(27)	山口	13(19)	13(19)	13(19)
宮城	8(35)	8(35)	21(35)	長野	19(77)	14(77)	15(77)	徳島	2(24)	2(24)	3(24)
秋田	21(25)	24(25)	24(25)	岐阜	25(42)	29(42)	35(42)	香川	16(17)	15(17)	15(17)
山形	10(35)	11(35)	15(35)	静岡	26(35)	27(35)	27(35)	愛媛	19(20)	20(20)	20(20)
福島	11(59)	12(59)	9(59)	愛知	46(54)	46(54)	48(54)	高知	16(34)	24(34)	34(34)
茨城	3(44)	9(44)	13(44)	三重	16(29)	20(29)	21(29)	福岡	15(60)	8(60)	8(60)
栃木	14(26)	14(26)	12(25)	滋賀	7(19)	7(19)	9(19)	佐賀	19(20)	20(20)	20(20)
群馬	14(35)	15(35)	13(35)	京都	12(26)	13(26)	15(26)	長崎	13(21)	19(21)	21(21)
埼玉	30(63)	30(63)	31(63)	大阪	4(43)	3(43)	5(43)	熊本	38(45)	45(45)	45(45)
千葉	14(54)	17(54)	16(54)	兵庫	13(41)	10(41)	10(41)	大分	13(18)	13(18)	14(18)
東京**	5(62)	6(62)	6(62)	奈良	20(39)	19(39)	13(39)	宮崎	22(26)	23(26)	23(26)
神奈川	3(33)	3(33)	3(33)	和歌山	20(30)	23(30)	24(30)	鹿児島	31(43)	33(43)	36(43)
新潟	28(30)	29(30)	30(30)	鳥取	16(19)	18(19)	19(19)	沖縄	25(41)	28(41)	31(41)
富山	10(15)	10(15)	10(15)	島根	18(19)	18(19)	19(19)		799(1,742)	915(1,742)	973(1,741)

*（ ）内は市町村数　**（ ）内は23特別区を含む市町村数
2012年　NPO法人日本むし歯予防フッ素推進会議（NPO日F），公益財団法人8020推進財団，WHO口腔保健協力センター 共同調査
2014年と2016年　NPO日F，公益財団法人8020推進財団，WHO口腔保健協力センター，一般社団法人日本学校歯科医会 共同調査

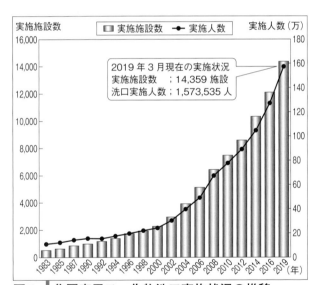

図5 集団応用フッ化物洗口実施状況の推移
1990〜2006年　NPO法人日本むし歯予防フッ素推進会議（現NPO法人日本フッ化物むし歯予防協会）（A）調査
2008〜2012年　A＋公益財団法人8020推進団（B）・WHO口腔保健協力センター（C）/共同調査
2014〜2016年　A＋B＋C＋ 一般社団法人学校歯科医会/共同調査
2019年　厚生労働省調査

では973（55.9%）に増加した．

わが国の施設における集団のフッ化物洗口普及状況については，1970年に新潟県で開始されてから増加し，2019年3月末現在では，全国47都道府県で，14,359施設，1,573,535人の子どもが実施している（図5）．都道府県別では，都道府県別のフッ化物洗口実施施設数と実施人数を表8に示した．2019年3月時点での厚生労働省調査結果である．最多の実施人数は愛知県の160,196人であり，最多の実施施設数では北海道の1,434施設であった．また，全国のフッ化物洗口実施施設数と実施人数の割合（%）（図6）から，佐賀県での両実施率（施設80.9%，人数84.7%）は全国一の普及率であり，2013年度から県内の全市立小学校でフッ化物洗口が実施されている．2008年3月から京都市の全市立小学校（180校）でフッ化物洗口が実施された．都道府県別では佐賀県に次いで，秋田県，新潟県，長崎県，熊本県におけるフッ化物洗口の実施率が高い．

表9に施設別のフッ化物洗口実施人数に基づいた洗口回数，使用フッ化物濃度，使用洗口剤，経費負担の状況（%）を示す．保育所，幼稚園では週5回，225〜250ppmF，小中学校では週1回，900ppmFの実施が多かった．また市販のフッ化物洗口剤の利用が徐々に進んでいる．費用負担状況では，行政教育

表8 都道府県別の実施施設数と実施人数

都道府県	施設数	人数	都道府県	施設数	人数
北海道	1,434	127,433	滋賀県	174	21,149
青森県	60	17,452	京都府	411	101,363
岩手県	220	10,185	大阪府	22	1,226
宮城県	259	11,731	兵庫県	316	15,481
秋田県	475	59,404	奈良県	49	1,884
山形県	63	7,071	和歌山県	158	15,402
福島県	572	44,161	鳥取県	109	5,416
茨城県	61	2,734	島根県	264	28,703
栃木県	87	18,352	岡山県	31	3,475
群馬県	68	3,135	広島県	33	1,409
埼玉県	332	66,089	山口県	313	43,067
千葉県	145	30,702	徳島県	7	962
東京都	4	374	香川県	139	31,929
神奈川県	19	825	愛媛県	203	29,322
新潟県	1,212	149,524	高知県	356	17,339
富山県	218	29,119	福岡県	17	4,989
石川県	32	805	佐賀県	499	71,059
福井県	154	4,036	長崎県	914	91,583
山梨県	11	588	熊本県	940	96,349
長野県	216	30,980	大分県	360	32,959
岐阜県	305	46,738	宮崎県	513	58,378
静岡県	689	42,294	鹿児島県	327	20,309
愛知県	1,196	160,196	沖縄県	213	10,116
三重県	159	5,738	全国合計	14,359	1,573,535

(2019年末,厚生労働省調査)
https://www.mhlw.go.jp/stf/seisakunitsuite/bunya/kenkou_iryou/iryou/shika_hoken_jouhou/usyokutaisaku.html (2021年4月15日アクセス)

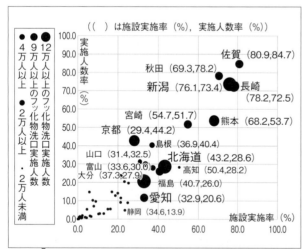

図6 全国の集団フッ化物洗口実施施設と人数の割合(%)2018年度

2020年3月 厚生労働省歯科保健課調査
(出典;https://www.mhlw.go.jp/stf/seisakunitsuite/bunya/kenkou_iryou/iryou/shika_hoken_jouhou/usyokutaisaku.html)(2021年4月15日アクセス)

委員会の割合が圧倒的に高く,保育所・幼稚園では70.4%,小学校で87.5%,中学校で90.4%と高かった.

集団応用フッ化物洗口の導入・継続に公的な財政支援は欠かせない.そのためには,実施主体となる地方公共団体がむし歯予防のため集団応用フッ化物洗口を公共事業化することが大切である.

2003年1月に厚生労働省より「フッ化物洗口ガイドライン」(付録3 102～104頁)が発表され,同省の医政局長・健康局長名で文部科学省スポーツ・青少年局学校健康教育課および都道府県知事宛に通知された.また,2006年8月の「健康日本21」中間評価報告書案「今後取り組むべき課題 分野別の課題6.歯の健康」には,「今後重点的に取り組むべき課題及び新たに講ずべき施策等」にフッ化物洗口が提示された.

2008年以降,43道府県で歯科口腔保健の推進に関する条例が制定され,13道府県の条文にはフッ化物洗口が明記されている(第2章のⅢ参照).今後の普及に繋がるものと期待する.

表9 施設別のフッ化物洗口実施人数に基づいた洗口回数,使用フッ化物濃度,使用洗口剤,経費負担の状況(%)(2014年)*

調査項目	週あたりの洗口数†				洗口液フッ化物濃度(ppmF)†				使用洗口剤		係る経費負担担当・団体				
回答肢	週5回	週2回	週1回	その他	225-250	450	900	その他	フッ化ナトリウム試薬	市販フッ化物洗口製剤	行政・教育委員会	施設	保護者	歯科医師会	その他,複合等
保育所・幼稚園	56.2	16.9	22.5	4.3	63.0	23.4	12.4	1.2	21.5	78.5	70.4	10.2	7.9	2.5	9.0
‡(	57.9	16.6	23.6	1.9	58.7	22.9	15.2	3.1	30.5	68.4	67.8	14.7	7.8	4.2	5.5)
小学校	1.9	0.3	97.7	0.1	2.9	27.8	69.1	0.2	46.3	53.7	87.5	1.2	5.8	0.9	4.6
‡(	2.8	0.7	96.3	0.2	2.7	30.3	65.1	2.0	52.6	47.0	84.4	1.6	9.4	1.0	3.5)
中学校	2.0	0.1	97.7	0.1	3.2	21.5	74.4	0.9	58.1	41.9	90.4	1.7	3.6	1.6	2.8
‡(	3.4	0.1	96.4	0.1	6.7	22.8	66.8	3.8	67.1	32.5	86.5	2.4	9.0	0.1	2.1)
特別支援学校等	13.3	5.3	72.4	9.0	9.6	20.8	63.5	6.1	42.4	57.6	69.4	9.7	13.3	1.4	6.2
‡(	29.2	0.0	68.3	2.4	16.7	17.1	59.9	6.4	52.8	47.2	57.6	18.5	16.1	7.2	0.5)
実施施設合計	15.4	4.4	79.0	1.2	17.3	26.3	55.9	0.5	36.9	63.1	83.6	3.5	6.1	1.3	5.5
‡(	16.3	4.5	78.5	0.6	16.8	27.8	53.0	2.4	48.4	51.0	80.5	4.9	9.0	1.7	3.9)

(公財)8020推進財団,WHO口腔保健協力センター,(一社)日本学校歯科医会,NPO法人日F会議 共同調査)

*不明を除く.また,「フッ化物洗口実施状況」が未回答のため,山形県(86実施施設,9,306実施人数:総実施人数の0.9%)を除く集計結果である.

†フッ化物洗口の実施方法が多岐にわたり,一般的に用いられる「週あたりの洗口回数」と「洗口液フッ化物濃度」が合致しない施設がある.

‡点線下段の( )内は,前回2010年調査結果(施設別のフッ化物洗口実施人数におけるフッ化物洗口実施状況:%)を示す.

6 Q&A

Q1 病気によっては,フッ化物洗口禁忌のものがありますか.

A1 ありません.フッ化物洗口は,うがいが適切に行われる限り,身体が弱い人や障害をもっている人が特にフッ化物の影響を受けやすいということはありません.腎疾患の人にも,う蝕予防として推奨できる方法です.また,アレルギーの原因になることもありませんし,骨折,がん,神経系および遺伝系の疾患との関連などは,水道水フロリデーションのデータを基にした疫学調査によって否定されています(付録3 104頁参照).

Q2 フッ化物洗口で歯に色が着くようなことはありませんか?

A2 ありません.フッ化ナトリウムの水溶液は,無色透明,無味無臭の中性域にある溶液であることから,この溶液による洗口で,歯に色素が沈着するようなことはありません.

Q3 フッ化物洗口はいつ頃から始めればよいのですか?

A3 永久歯のう蝕予防の場合は,永久歯が生える直前から始めると効果的です.永久歯が生え始める時期には個人差がありますが,一般的には4〜5歳くらいからフッ化物洗口を開始することができます.その後,小学生の時期に,次々と乳歯から永久歯に生えかわり,中学生の時期には親知らずを除く全ての永久歯が萌出しますので,中学卒業まで継続するとよいでしょう.

Q4 フッ化物洗口液を飲み込んでしまいました．大丈夫でしょうか？

A4 フッ化物洗口後，洗口液を吐き出しても全体量の10～15％の液が口の中に残ります．その中のフッ化物の量は，毎日紅茶を1～2杯飲んだときに摂る量と同じです．また，フッ化物洗口液は，たとえ誤って全部飲み込んでしまった場合でも，全く心配のないように安全な濃度の設定をしています．

Q5 フッ化物洗口をなぜ集団で実施すると有効なのですか？

A5 う蝕はほとんどの人が経験する社会的疾患であり，一度できてしまったう蝕は元の健康な歯に戻すことはできないので，発生しやすい時期にしっかりした予防をしておくことが大切です．
これまで実施されてきたう蝕予防の方法は，個人個人の努力に負うところが大きく，満足できる成果が得られていません．う蝕は社会的疾患であること，社会全体として歯科疾患の予防をはかっていくこと，歯科疾患を健康問題の一環として考えることが必要であり，社会システムとして予防をはかっていくことが重要です．う蝕予防の社会的システムとして，効果的なう蝕予防方法を継続的に実施できる"集団によるフッ化物洗口法"が推奨されており，保育・教育施設でこれを導入することにより地域全体の子ども達に平等な効果がもたらされることが期待できます．

また，科学的知識に基づき，自分の健康を守るために主体的に行動を起こすという教育的効果もあります．家庭でもフッ化物洗口は行えますが，もし家庭で実施すると，"ごく一部の家庭でしか継続されない"というこれまでと同じ結果になってしまうことが懸念されます（第2章Ⅵを参照）．

Q6 フッ化物洗口をやりたくない子どもや保護者もいると考えられます．フッ化物洗口を実施する子としない子へは，どのような配慮を行えばよいのでしょうか？

A6 フッ化物洗口を実施したくない保護者や子ども達に対する自由な選択，それによる差別や偏見が生じないように，事前に十分な説明と同意を得る必要があります．また，どうしても実施したくない子ども達に対するシステムを構築することが必要であり，例としては，実施したくない子どもには水で同じようにうがいをさせる等の工夫が必要です．

Q7 フッ化物洗口の普及状況はどれくらい？

A7 世界におけるフッ化物利用状況の情報では，フッ化物洗口を実施している人口は，1990年の2千万人から2000年には1億人に増加しています．
わが国の集団を対象としたフッ化物洗口は，2019年度3月末現在，47都道府県，14,359施設で1,573,535人の子ども達がフッ化物洗口を実施しています（**図5**，**表7**）．

Ⅲ フッ化物歯面塗布剤

 フッ化物歯面塗布剤（歯科医院専用）

商品名	容量	参考医院価格	形状	その他		配合フッ化物		メーカー・販売元
						種類	濃度(ppmF)	
弗化ナトリウム液「ネオ」	100ml	¥1,800	液状	2週間に3~4回塗布を1クール×年間1~2回実施　1）一般法　2）トレー法	中性	NaF	9,000	㈱ナルコーム製作所　㈱ネオ製薬工業
	300ml	¥3,600						
フルオール液歯科用2%	100ml	¥1,120	液状	年間1~2回実施　1）一般法　2）トレー法	酸性	NaF	9,000	㈱ビーブランド・メディコーデンタル
フルオール・ゼリー歯科用2%	100g	¥1,680	ゼリー状	年間1~2回実施　1）一般法　2）トレー法　3）歯ブラシ法	酸性	NaF	9,000	㈱ビーブランド・メディコーデンタル
バトラーフローデンフォームN	150ml	¥2,500	液状使用時泡状	2週間に3~4回塗布を1クール×年間1~2回実施　1）一般法　2）トレー法	中性	NaF	9,000	サンスター㈱
バトラーフローデンフォームA酸性2%	150ml	¥2,500	液状使用時泡状	年間1~2回実施　1）一般法　2）トレー法	酸性	NaF	9,000	サンスター㈱

 フッ化物歯面塗布の過去現在

　フッ化物歯面塗布は，萌出後の歯に直接フッ化物を作用させる方法であり，歯科医師や歯科衛生士による専門的なフッ化物局所応用法である．

　わが国における，フッ化物歯面塗布に関する公的な見解を以下に示す．

1）「弗化ソーダ局所塗布実施要領」（1949年：厚生省・文部省）
2）「弗化物歯面塗布実施要領」（1966年：厚生省医務局歯科衛生課）

　これらの要領をベースにして，う蝕予防方法としてフッ化物歯面塗布の普及が図られてきた．

　現在では，全国の歯科医療機関，市町村ならびに小学校などで，乳幼児および児童を対象にフッ化物歯面塗布が実施されている．

　歯科疾患実態調査によると，1~14歳のフッ化物歯面塗布を受けたことのある者の割合は調査ごとに増加傾向にあり，2011年（平成23年）には総数で63.6％と前回調査（2005年）59.2％に比較し4.4％わずかながら増加した．そのうち保健センター等での集団を対象としてフッ化物歯面塗布の経験割合は15.3％，医療機関では38.7％，両方（保健センター等と医療機関）では9.5％となっている（**図7-1**）．平成28年度歯科疾患実態調査においては，フッ化物塗布経験者の割合は前回よりやや低い数値になった（**図7-2**）．本調査では質問様式が変更されたことも一因と考えられる．また，フッ化物利用の経験がある者の割合はフッ化物洗口が13.4％で，歯磨剤は62.3％であった（**図7-3**）．

　フッ化物歯面塗布としては，綿球（一般）法およびトレー法，歯ブラシ・ゲル法が行われてきた．歯ブラシ・ゲル法は集団応用の場で多くの子どもを対象にした，時間を要せず，患者に負担の少ない簡便な

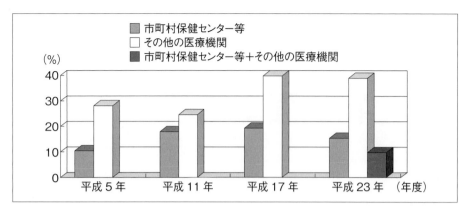

図7-1 フッ化物歯面塗布の実施状況
(資料：平成23年歯科疾患実態調査：厚生労働省)

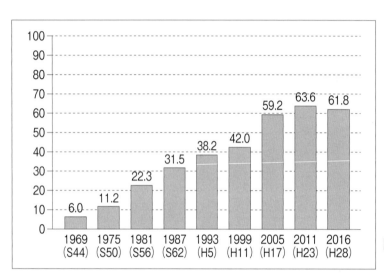

図7-2 歯科疾患実態調査回ごとのフッ化物塗布経験者の割合の推移

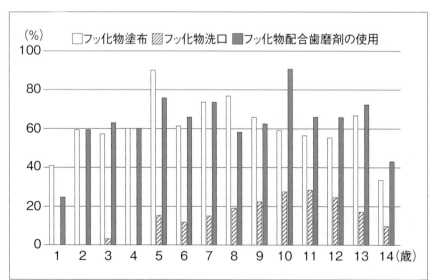

図7-3 各種フッ化物使用の経験がある者の割合
(資料：平成28年歯科疾患実態調査：厚生労働省)

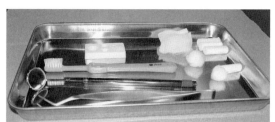
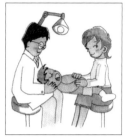
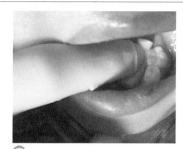

❶ 用意するもの：ミラー・ピンセット・パイル皿・APFゼリー・ロール綿・大きめの綿球・歯ブラシ．
　幼児を術者の膝の上に仰臥させ，保護者に手をつないでもらう．塗布前の歯口清掃は効果に直接影響しないため，実施の有無は状況に応じて選択する．パイル皿のくぼみにゼリーをすり切り1杯入れる（0.8g）．

❷ ロール綿で簡易防湿を施す．

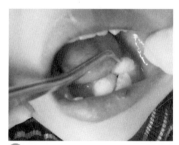
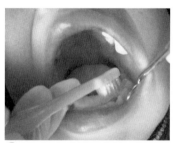
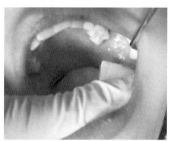

❸ 歯表面の唾液を拭き取る．

❹ ゼリーを少量ずつ歯ブラシに取り，1～2本ずつ歯面全体にゼリーを伸ばすように，また隣接面や小窩裂溝にもゼリーが押し込まれるように塗布する．

❺ 塗布1～2分後，ロール綿を除去し，余剰のゼリーを綿球またはワッテで拭きとり，口の中に残った唾液は可能であれば吐き出させる．

図8 歯ブラシ塗布の手順

方法として，ゼリー状の塗布剤を用いて歯ブラシにより塗布する方法である．

また，2010年に使用時にフォーム状となる中性の塗布剤が発売されたのに続き，酸性に調整されたフォーム状の塗布剤が新たに加わった．トレー法用トレイとしては，バトラートレイ（サンスター㈱）が販売されている．

③ フッ化物の歯ブラシ塗布

歯ブラシ法は，綿球法やトレー法に比較して短時間で応用できることや家庭で行うブラッシングと同じやり方で塗布することから，受け入れやすい方法である．また，塗布部位を確認でき，一人に要する1回あたりの時間が1～2分と塗布時間の短縮も可能で，低年齢児への応用に適している（図8）．

2005年の自治体のフッ化物歯面塗布事業に関する調査では，採用されている塗布術式のうち「歯ブラシ法」は46％と最多であった．次いで，「綿球法」が42％であった．市町村保健センターまたは保健所で行われている4歳未満児を対象とするフッ化物歯面塗布の術式として「歯ブラシ法」は普及している．

歯ブラシ法の手順
● 1）用意するもの

ミラー・ピンセット・パイル皿・APFゼリー・ロール綿・大きめの綿球・歯ブラシ

● 2）塗布の術式

① パイル皿のくぼみに，ゼリーをすり切り一杯入れる（0.8g弱）．ゼリーの使用量は一人1回約2gとし，幼児では約1g以内とする．

表10 フッ化物歯面塗布のう蝕予防効果

報告者	薬液	人数	年齢（歳）	期間	抑制率（%） DMFT	抑制率（%） DMFS
Galagan & Knutson (1947)	2%NaF*	247	7〜15	1年	40.7	33.7
Mercer & Muhler (1960)	8%SnF$_2$	154	6〜14	1年	50.0	51.3
Wellock & Brudevold (1963)	APF	115	8〜14	1年	55.0	71.0
Wellock ら (1965)	8%SnF$_2$	211	8〜12	1年	+9.0	0.0
	APF	220	8〜12	1年	44.0	46.0
飯塚ら (1971)	2%NaF*	40	6〜11	1年	15.9	41.6
	8%SnF$_2$	41	6〜11	1年	32.6	38.4
	APF	42	6〜11	1年	54.4	51.2
可児ら (1976)	8%SnF$_2$	64	10〜12	3年	30.7	38.8
	APF	69	10〜12	3年	32.7	36.7
河野 (1980)	APF	70	10〜12	3年	22.2	33.2
DePaola ら (1980)	APF Gel**	128	12〜14	2年	……	14.0
Helfetz ら (1979)	APF Gel* Mouth-rinse (0.9%NaF)	131	10〜11	30カ月	……	20.2

appl./yr：*…4，**…10
（日本口腔衛生学会　フッ化物応用研究委員会編：フッ化物応用と健康―う蝕予防効果と安全性―，P.120，口腔保健協会，1998）

② ロール綿で簡易防湿を施す（唾液が少ない上顎から順に塗布を行う）．
③ 大きい綿球で唾液を拭き取る．
④ ゼリーを少量ずつ歯ブラシに取り，1〜2本ずつ歯面全体にゼリーを伸ばすように歯ブラシを動かす．また，隣接面や小窩裂溝にもゼリーが押し込まれるように塗布する（唾液の少ない上顎から順に行う）．
⑤ 防湿のために入れたロール綿を除去する．
⑥ 余剰のゼリーは綿球で拭き取り，口の中にたまった唾液は，可能であれば吐き出させる．

● 3）塗布後の注意と安全性

塗布後，30分間はうがいをしない，飲食物を摂らないように注意する．定期的な塗布を勧奨する．
また，塗布後に唾液を飲み込んでも大丈夫である．塗布剤は歯ブラシに残ったり，口腔内の余剰分を拭き取るので残留率は25%程度となり，安全である．

● 4）塗布の期間，頻度

一般には3〜4カ月ごとの塗布が効果的であり，継続して行うことが効果を高めるといわれている．したがって，乳前歯が萌出する1歳頃から永久歯の第二大臼歯の萌出が終わる13歳頃までの間にフッ化物歯面塗布を行うことが効果的である．

● 5）その他

フッ化物歯面塗布は，小児だけでなく高齢者に対しても応用するように勧められる．高齢者の口腔内にポーセレンクラウン，インレー，コンポジットレジンやインプラントが装着されている場合には，中性のフッ化物歯面塗布剤の使用が勧められる．酸性のフッ化物歯面塗布剤を用いる場合は，ポーセレンなどの補綴歯にココアバターやワセリンを塗ってカバーしてから酸性フッ化物歯面塗布剤を用いて塗布することが望ましい．これは，フッ化物の作用によるものではなく，製剤が酸性に調整されていることが理由である．

表11 乳歯への歯ブラシ・ゲル法によるフッ化物歯面塗布のう蝕予防効果

報告者	薬液	開始年齢	塗布回数	期間	う蝕抑制率（％）
佐久間ら（1987）	APFゲル	1歳6カ月	0, 1, 2, 3, 4/年	3歳まで	30.8（4回塗布者）
岸ら（1993）	APFゲル	1歳6カ月	0, 1, 2, 3, 4/年	3歳6カ月まで	50.1（4回塗布者）
西田ら（1994）	APFゲル	生後10カ月	2カ月ごと	3歳まで	69.5
清田ら（1997）	APFゲル	1歳6カ月	0, 1, 2, 3, 4/年	3歳まで	43.7（4回塗布者）

（日本口腔衛生学会 フッ化物応用研究委員会編：フッ化物応用と健康—う蝕予防効果と安全性—，P.118，口腔保健協会，1998）

4 フッ化物歯面塗布の臨床的評価

フッ化物歯面塗布は，萌出直後の歯に対して行うのが最も効果的である．

う蝕に最も罹患しやすい時期は歯の萌出後の2～3年の間であるので，歯の萌出が認められたらすぐにフッ化物歯面塗布を実施するとよい．

1940年後半から1970年に実施された臨床試験において，専門的なフッ化物応用が幼児のう蝕を効果的に減少させることが示されている．

表10は，永久歯に対するう蝕予防効果を示したものであるが，実施対象の年齢，塗布回数，用いる薬剤の種類などにより，予防効果に違いが認められる．

表11は，歯ブラシ・ゲル法によるフッ化物歯面塗布のう予防効果を示した成績である．

5 Q&A

Q1 フッ化物歯面塗布で歯が黄色くなったり，黒くなったりすることがありますか．

A1 フッ化物歯面塗布によって歯が黄色くなったり，黒くなったりなど歯が変色することはありません．歯の着色は単なる汚れや飲食物によることが多いようです．
ただし，フッ化ジアンミン銀（P.30参照）というむし歯の進行を抑制する薬剤を塗布すると黒く着色します．これは，薬剤に含まれる硝酸銀がむし歯になった部分や歯の表面の凸凹した部分に作用してタンパクと結合するためです．

Q2 フッ化物歯面塗布の前に歯磨きをしておく必要がありますか．

A2 必ずしなければいけないということはありません．フッ化物歯面塗布前の歯磨きの有無による効果を検討したところ，効果に違いはなく，同様の結果が得られたことが報告されています．

Ⅳ フッ化物配合予防填塞材

① フッ化物配合予防填塞材（フィッシャーシーラント材）（歯科医院専用）

商品名	参考医院価格	用途・その他	配合フッ化物	メーカー・販売元
フジⅢ 粉 10g	¥4,200	グラスアイオノマー	フルオロアルミノシリケート ガラス	㈱ジーシー
フジⅢ 液 10g	¥2,200			㈱ジーシー
フジⅢ LC 液 10g	¥4,100	光重合型グラスアイオノマー	フルオロアルミノシリケート ガラス	㈱ジーシー
フジⅢ LC 液 8g	¥5,600			㈱ジーシー
ティースメイト F-1 2.0 キット	¥13,700	高分子系歯科小窩裂溝封鎖材	MMA-MF 共重合体	クラレノリタケデンタル㈱
ヘリオシール F（5本入り）	¥16,600	エッチング，カニューレ付	フルオロアルミノシリケート ガラス	Ivoclar Vivadent ㈱
ビューティシーラント	¥8,000	光重合型グラスアイオノマー	PRG（プレリアクテッド・グラスアイオノマー）	㈱松風
コンシール f シリンジキット	¥4,500	高分子系歯科小窩裂溝封鎖材	フッ化ナトリウム	SDI Limited（SDI社）・日本歯科商社・㈱エイコー
コンシール f シリンジレフィル 1g	¥1,500	高分子系歯科小窩裂溝封鎖材	フッ化ナトリウム	SDI Limited（SDI社）・日本歯科商社・㈱エイコー
エンブレイス シーラント	¥5,900	高分子系歯科小窩裂溝封鎖材	フッ化ナトリウム	白水貿易㈱

② 小窩裂溝填塞（フィッシャーシーラント）

1960年代に入って，合成樹脂で小窩裂溝を封鎖して，外界から窩溝部を遮断する方法が試みられた．

1970年代になると，フィッシャーシーラントは本格的な咬合面う蝕予防方法として登場し，その後，酸処理（エッチング）と接着法（ボンディング）が開発された．1980年代半ばにはフッ化物の配合されているグラスアイオノマー系のシーラント材が用いられ，ついで1990年代になるとフッ化物ポリマーが開発されて，フッ化物徐放性のシーラント材が臨床応用されるに至っている．

③ プロフェッショナルケアであるフィッシャーシーラント

フィッシャーシーラントは，う蝕好発部位である小窩裂溝部を合成樹脂で封鎖する．無作為抽出コントロール試験で効果の認められた咬合面う蝕を予防する方法である．

フィッシャーシーラントの対象歯の選択にあたっては，う蝕経験，口腔衛生，歯の萌出年齢などを考慮する必要がある．

④ フィッシャーシーラントとフッ化物の組合せ

図9のように，フィッシャーシーラントとフッ化物の組合せによって，咬合面のう蝕予防とすべての歯面のう蝕予防として最大の予防効果が獲得できることを示したポスターが，米国の厚生省・公衆衛生サービス・国立衛生研究所・国立歯学研究所・国家う蝕プログラムの連名で出されている．

日本でも，フッ化物洗口とフィッシャーシーラントを組合せてう蝕予防に成功している小学校がある

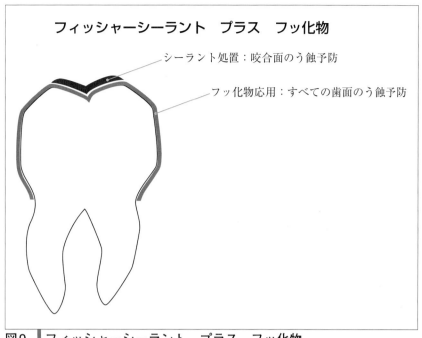

図9 フィッシャーシーラント　プラス　フッ化物
（資料：フッ化物の推奨ポスター．NIDRのポスターを一部改変）

（新潟県弥彦小学校の事例）．週1回の0.2% NaF水溶液を用いた洗口と選択的フィッシャーシーラントによって，永久歯う蝕を一歯も経験していない学童が9割に達している．

5 米国ヘルシーピープルにおけるフィッシャーシーラントに関連する目標

ヘルシーピープル2010では，小児のう蝕の約90%は小窩裂溝のある歯面に発生し，その約2/3は咬合面に限局していた（1986〜1987調査）．このことから，臼歯にシーラントをした小児の増加を目指した（**参考表12-a**）．ヘルシーピープル2020でも，3〜5歳児を新設した小児の臼歯シーラント処置者の割合の増加とスクールベースのシーラント処置ができるセンターの割合の増加を新規項目に掲げている（**表12**）．

表12 ヘルシーピープル2020におけるフィッシャーラントに関連する目標

内容	項目	分類	基準値	目標値
予防サービスの利用状況				
OH-9. 学校を基盤とする口腔保健関連のセンターの割合の増加	OH-9.1	シーラント処置可	24.1%（2007-2008）	27%
口腔保健への介入				
OH-12. 小児の臼歯部シーラント処置者の割合の増加	OH-12.1	3-5歳児	1.4%（1999-2004）	2%
	OH-12.2	6-9歳児	25.5%（1999-2004）	28%
	OH-12.3	13-15歳児	19.9%（1999-2004）	22%

参考表12-a 米国ヘルシーピープル2010におけるフィッシャーラントに関する目標

OH-8. 臼歯にシーラントをした小児の増加	21-8a.	8歳の小児	23%（1988-1994）	50%
	21-8b.	14歳の小児	15%（1988-1994）	50%

参考　日本におけるシーラント処置状況について（平成23年 厚生労働省歯科疾患実態調査）
シーラント保有者率と一人平均シーラント歯数は，5-9歳児で18.1%と0.47歯であり，10-14歳児で22.4%と0.81歯であった．

6 フィッシャーシーラントの術式

小窩裂溝填塞の術式は図10に示す通りである．

1. **診断**
   口腔内を十分に清掃した後に，裂溝をエアで乾燥させ，強い光を当てながら，注意深い視診によって裂溝の形態や初期う蝕の有無を観察する．ただし探針は用いない．リスク診断の結果やその他の条件も十分に考慮した上で，シーラントの必要を判断する．

2. **歯面清掃**　フィッシャーシーラントを行う歯面をブラシコーン等で機械的に十分清掃する．

3. **防湿**　可能なかぎりラバーダム防湿を行う．

4. **裂溝の清掃**　ラバーダム防湿後，超音波にて裂溝の清掃を行い，その後，鋭利な探針を用いて裂溝をジェントル圧にて清掃，洗浄する．

5. **エッチング**
   32％リン酸エッチングを15秒間行いつつ，探針にて注意深く裂溝を清掃する．

6. **水洗・乾燥**　15秒間，洗浄・乾燥する．

7. **歯面処理（裂溝の消毒）**
   次亜塩素酸ナトリウムにて2～5分間，裂溝を消毒しつつ，さらに探針にて裂溝を清掃する．

8. **水洗・乾燥**　2～5分後，洗浄・乾燥する．

9. **フィッシャーシーラント材の填塞**
   光重合型フィッシャーシーラント材を裂溝に流し込む．この時，裂溝内に気泡が入らないよう，探針を用いて注意深く填塞する．その後，20秒間，光重合を行う．

   フィッシャーシーラント材填塞後▶

10. **咬合のチェック**

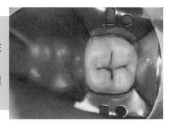
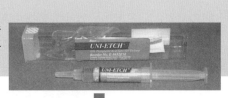
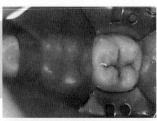
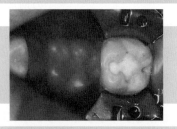
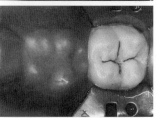
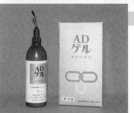
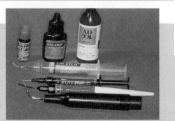
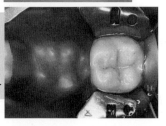

図10 フィッシャーシーラントの術式
（熊谷　崇，他：初期齲蝕の診断と処置，歯科衛生士，21(7)：30, 31, 1997. 一部改変）

Ⅴ フッ化物バーニッシュ

 フッ化物バーニッシュ（歯科医院専用）

商品名	容量	参考医院価格	効能・効果	配合フッ化物	メーカー・販売元
Fバニッシュ歯科用5%	3g	¥2,460	象牙質知覚過敏抑制（知覚鈍麻）	1g中に50mgNaF	㈱ビーブランド・メディコーデンタル
エナメラスト[*2)]	1.2mL	2本¥2,200[*3)]	象牙質知覚過敏抑制（知覚鈍麻）	1g中に50mgNaF	ウルトラデントジャパン㈱
	0.4mL	50個入¥13,200[*3)]			

[*1)] 3種類のフレーバー（チェリー，メロン，ミント）がある．[*2)] 2種類の形状（シリンジ充填とユニドースタイプ（個包装タイプ））がある．[*3)] 4521-JP エナメラストウォルターベリーキット

 フッ化物バーニッシュの原理と使用方法

歯面に塗布すると，フッ化物バーニッシュに含まれるフッ化ナトリウムが歯質のカルシウム成分に作用しフッ化物を生成し，主成分のレジンとともに保護被膜を形成する．この被膜が歯質表面および象牙細管や象牙質に至る微小亀裂の内部を緊密に封鎖し，知覚過敏を抑制する．

使用方法：
1) 歯面の清掃
2) 歯面乾燥
3) 歯面に薄く塗布
4) 塗布後4時間は歯面に付着させるために，飲食，ブラッシング，デンタルフロスの使用を控えるように説明する．

海外のフッ化物バーニッシュ利用に関するトピックス

フッ化物バーニッシュは，欧米において歯科診療室ならびに地域保健の現場で長年使用されてきた．とくにカリエスリスクの高い部位や歯面に，通常は3カ月あるいは6カ月間隔で塗布することでフッ化物が供給される．フッ化物バーニッシュは高濃度フッ化物を含有し，歯面で硬化して長期間残留するように作られている．アルコール懸濁液に5％のNaFを含有し（22,600 ppm F），唾液と接触すると硬化するレジンを含んでいる．このような高濃度のフッ化物が作用すると，局所にフッ化カルシウムが形成すると考えられ，フッ化物を徐放する貯蔵庫として機能する．フッ化物バーニッシュは，小さなブラシ，シリンジなどを使用して，1年に2〜4回の頻度で塗布される．

スウェーデンのナショナルガイドラインでは，カリエスリスクの高い方に1年に2〜4回の22,600 ppmのフッ化物バーニッシュの塗布を推奨している．また，スウェーデンのいくつかの地域では学校での集団フッ化物洗口にかわり，ポピュレーションアプローチとしてもフッ化物バーニッシュが応用されている．

諸外国では，う蝕の予防を目的として塗布されているが，日本では象牙質知覚過敏の抑制剤として承認されている．

（東京歯科大学衛生学講座 石塚洋一）

フッ化ジアンミン銀製剤

 フッ化ジアンミン銀製剤(歯科医院専用)

商品名	容量	参考医院価格	効能・効果	配合フッ化物	メーカー・販売元
サホライド液歯科用38% Saforide	5ml	¥4,370	初期う蝕進行抑制,二次う蝕抑制 象牙質知覚過敏抑制	1ml中に380mg Ag(NH$_3$)$_2$F	㈱ビーブランド・メディコーデンタル
サホライド・RC液歯科用3.8% Saforide-RC	5ml	¥2,350	根管治療(根管消毒)	1ml中に38mg Ag(NH$_3$)$_2$F	㈱ビーブランド・メディコーデンタル

 フッ化ジアンミン銀塗布法の実際

歯質表面に塗布することで,歯質の耐酸性向上,タンパク凝固および微生物の静菌を行い,う蝕の予防や抑制作用を示す.C$_2$以上に用いると直後の疼痛や歯髄壊死を招来する可能性がある.なお,塗布部は硝酸銀により還元して黒変する.

手順について:

1) 塗布歯面の清掃(ことに裂溝の清掃)
2) 簡易防湿
3) 処置歯周囲歯肉にワセリン塗布
4) フッ化ジアンミン銀塗布
5) 防湿除去(2~3分後)
6) 洗口

VII フッ化物徐放性セメント・レジンおよびボンディング材

 フッ化物徐放性セメント・レジン・ボンディング材（歯科医院専用）

商品名	参考医院価格	用途・その他	配合フッ化物	メーカー・販売元
フジⅠ 1-1セット 粉35g 液25g	￥7,800	合着用	フルオロアルミノシリケート ガラス	㈱ジーシー
フジⅠ スローセット 1-1セット 粉35g 液25g	￥7,800	合着用	フルオロアルミノシリケート ガラス	㈱ジーシー
フジアイオノマータイプⅡ 粉 15g	￥3,160	充填用	フルオロアルミノシリケート ガラス	㈱ジーシー
フジアイオノマータイプⅡ 液 10g	￥1,580	充填用		㈱ジーシー
フジⅡ LC 粉 8g	￥5,050	充填用	フルオロアルミノシリケート ガラス	㈱ジーシー
フジⅡ LC 液 8g	￥7,730	充填用		㈱ジーシー
フジⅡ LC EM 粉 10g	￥4,860	充填用	フルオロアルミノシリケート ガラス	㈱ジーシー
フジⅡ LC EM 液 5g	￥4,720	充填用		㈱ジーシー
フジⅡ LC カプセル	￥15,000	充填用	フルオロアルミノシリケート ガラス	㈱ジーシー
フジアイオノマータイプⅡ LC 粉 15g ベース用ブルー	￥4,600	ベース用	フルオロアルミノシリケート ガラス	㈱ジーシー
フジアイオノマータイプⅡ LC 液 8g	￥5,850	ベース用		㈱ジーシー
フジⅨ GP 粉 15g	￥5,830	充填用	フルオロアルミノシリケート ガラス	㈱ジーシー
フジⅨ GP 液 8g	￥5,830	充填用		㈱ジーシー
フジⅨ GP ファストカプセル	￥15,000	充填用	フルオロアルミノシリケート ガラス	㈱ジーシー
フジルーティング EX 2カートリッジ ペースト13.3g×2カートリッジ	￥10,000	合着用	フルオロアルミノシリケート ガラス	㈱ジーシー
フジⅨ GP エクストラ 粉 15g	￥4,050	充填用	フルオロアルミノシリケート ガラス	㈱ジーシー
フジⅨ GP エクストラ 液 8g	￥1,980	充填用		㈱ジーシー
フジⅨ GP エクストラカプセル	￥15,500	充填用	フルオロアルミノシリケート ガラス	㈱ジーシー
フジオルソ 粉 15g	￥5,900	矯正装置用	フルオロアルミノシリケート ガラス	㈱ジーシー
フジオルソ 液 8g	￥4,800	矯正装置用		㈱ジーシー
フジオルソ LC 粉 15g	￥6,200	矯正装置用	フルオロアルミノシリケート ガラス	㈱ジーシー
フジオルソ LC 液 8g	￥5,000	矯正装置用		㈱ジーシー
フジライニングボンド LC 粉 10g	￥4,880	裏装用	フルオロアルミノシリケート ガラス	㈱ジーシー
フジライニングボンド LC 液 8g	￥6,500	裏装用		㈱ジーシー
フジライニング LC 粉 10g	￥4,200	裏装用		㈱ジーシー
フジライニング LC 液 8g	￥5,600	裏装用		㈱ジーシー
ライニングセメント 粉 15g	￥3,000	裏装用	フルオロアルミノシリケート ガラス	㈱ジーシー
ライニングセメント 液 15g	￥1,870	裏装用		㈱ジーシー
デンチンセメント 粉 15g	￥2,410	デンチン修復用	フルオロアルミノシリケート ガラス	㈱ジーシー
デンチンセメント 液 10g	￥1,230	デンチン修復用		㈱ジーシー
サービカルセメント 粉 10g	￥2,900	歯頸部・歯根部用	フルオロアルミノシリケート ガラス	㈱ジーシー
サービカルセメント 液 10g	￥1,800	歯頸部・歯根部用		㈱ジーシー
フジライニング カートリッジ	￥7,000	裏装用	フルオロアルミノシリケート ガラス	㈱ジーシー
フジフィル LC カートリッジ	￥5,820	充填用	フルオロアルミノシリケート ガラス	㈱ジーシー

製品名	価格	用途	成分	製造元
フジフィル LC フロー カートリッジ	¥5,820	充填用	フルオロアルミノシリケート ガラス	㈱ジーシー
フジリュート 1-1P セット 粉15g 液8g	¥12,000	合着用	フルオロアルミノシリケート ガラス	㈱ジーシー
フジリュート BC1-1 セット 粉15g 液8g	¥12,000	合着用	フルオロアルミノシリケート ガラス	㈱ジーシー
リンクマックス CD システム セット ペースト6g	¥12,000	接着用	フルオロアルミノシリケート ガラス	㈱ジーシー
リンクマックス セメント 1-1 セット ペースト3g×2本	¥7,250	接着用	フルオロアルミノシリケート ガラス	㈱ジーシー
ジーセム 1-1P セット 粉12g 液6g	¥8,900	合着用	フルオロアルミノシリケート ガラス	㈱ジーシー
G-ルーティング 2 カートリッジ ペースト12.6g×2カートリッジ	¥12,000	接着用	フルオロアルミノシリケート ガラス	㈱ジーシー
ジーセム リンクエース 2カートリッジ ペースト4.6g×2カートリッジ	¥9,600	接着用	フルオロアルミノシリケート ガラス	㈱ジーシー
ジーセム リンクエース バリューパック ペースト4.6g×5カートリッジ	¥21,600	接着用	フルオロアルミノシリケート ガラス	㈱ジーシー
ジーセム セラスマート 2カートリッジ ペースト11.9g×2カートリッジ	¥15,000	接着用	フルオロアルミノシリケート ガラス	㈱ジーシー
ルーティング バーサ 2カートリッジ ペースト12.0g×2カートリッジ	¥12,500	合着用	フルオロアルミノシリケート ガラス	㈱ジーシー
フジ TEMP	¥3,350	仮着用	フルオロアルミノシリケート ガラス	㈱ジーシー
ユニフィルフロー	¥4,310	充填用CR	フルオロアルミノシリケート ガラス	㈱ジーシー
ユニフィル ローフロー	¥4,310	充填用CR	フルオロアルミノシリケート ガラス	㈱ジーシー
ユニフィル ローフロー プラス	¥4,310	充填用CR	フルオロアルミノシリケート ガラス	㈱ジーシー
ソラーレ P 4.7g (2.7ml)	¥3,300	充填用CR	フルオロアルミノシリケート ガラス	㈱ジーシー
ユニフィルコア セット	¥16,480	支台築造用接着CR	フルオロアルミノシリケート ガラス	㈱ジーシー
ユニフィルコア EM セット	¥16,480	支台築造用接着CR	フルオロアルミノシリケート ガラス	㈱ジーシー
フジⅦ カプセル	¥15,000	充填用	フルオロアルミノシリケート ガラス	㈱ジーシー
フジⅦ 粉 15g	¥3,620	充填用	フルオロアルミノシリケート ガラス	㈱ジーシー
フジⅦ 液 10g	¥2,210	充填用		㈱ジーシー
サンキングラスアイオノマーセメントタイプⅠ	¥3,780	合着・裏装用	フルオロアルミノシリケートガラス	デンツプライ三金㈱
クシーノ CF Ⅱ ボンド	¥17,000	ボンディング材	PEM-F（ペンタシクロフォスファゼンモノフロリド）	デンツプライ三金㈱
クシーノ JP	¥7,000	ボンディング材	PEM-F（ペンタシクロフォスファゼンモノフロリド）	デンツプライ三金㈱
アブソリュート 2	¥11,060	ボンディング材	PEM-F（ペンタシクロフォスファゼンモノフロリド）	デンツプライ三金㈱
ダイラクトエクストラ	¥5,780	充填用CR（コンポマー）	フルオロアルミノシリケートガラス	デンツプライ三金㈱
スマートセム	¥6,300	接着用レジンセメント	PEM-F（ペンタシクロフォスファゼンモノフロリド）	デンツプライ三金㈱
クシーノセムプラス	¥12,000	合着用レジンセメント	フルオロアルミノシリケートガラス	デンツプライ三金㈱
アパタイトルートシーラータイプⅠ・Ⅱ・Ⅲ	¥8,500	根管充填シーラー	NaF（フッ化ナトリウム）	デンツプライ三金㈱
コアーマックスⅡ粉液セット	¥8,560	支台築造用レジン	フルオロアルミノシリケートガラス	デンツプライ三金㈱
エスディーアール（SDR）	¥4,260	充填用レジン	フルオロアルミノシリケートガラス	デンツプライ三金㈱
エステエックス HD	¥3,920	充填用レジン	フルオロアルミノシリケートガラス	デンツプライ三金㈱
ニュープロ シマー	¥4,800	歯面研磨材	NaF	デンツプライ三金㈱
ニュープロ プロフィーペースト	¥1,800	歯面研磨材	NaF	デンツプライ三金㈱
クラスパーF セット	¥19,800	高分子系ブラケット接着剤及び歯面調整剤	MMA-MF 共重合体，NaF	クラレノリタケデンタル㈱
ホワイトコート	¥35,000	歯面コーティング材	表面処理 NaF	クラレノリタケデンタル㈱
クリアフィルメガボンド FA	¥19,000	歯科用象牙質接着材	表面処理 NaF	クラレノリタケデンタル㈱
クリアフィルボンド SEONE	¥18,900	歯科用象牙質接着材	NaF	クラレノリタケデンタル㈱
クリアフィル トライエスボンド ND クイック	¥17,700	歯科用象牙質接着材	NaF	クラレノリタケデンタル㈱
パナビア F2.0	¥16,500	歯科用セメントキット	表面処理 NaF	クラレノリタケデンタル㈱
パナビア V5	¥57,000	歯科用セメントキット	表面処理フルオロアルミノシリケート ガラス	クラレノリタケデンタル㈱
SA ルーティングプラス	¥7,500	歯科接着用レジンセメント	表面処理 NaF	クラレノリタケデンタル㈱
SA セメントプラスオートミックス	¥9,500	歯科接着用レジンセメント	表面処理 NaF	クラレノリタケデンタル㈱
ティースメイト AP ペースト	¥8,800	歯科用知覚過敏抑制材料	NaF	クラレノリタケデンタル㈱
クリアフィルプロテクトライナーF	¥3,850	歯科充填用CR	MMA-MF 共重合体	クラレノリタケデンタル㈱
アドシールド GI	¥4,200	歯科合着用グラスポリアルケノエートセメント	フルオロアルミノシリケート ガラス	クラレノリタケデンタル㈱
アドシールド RM	¥9,800	歯科合着用グラスポリアルケノエート系レジンセメント	フルオロアルミノシリケート ガラス	クラレノリタケデンタル㈱

VII フッ化物徐放性セメント・レジンおよびボンディング材

商品名	価格	用途	成分	会社
エンブレイス　レジンセメント	¥8,800	接着用レジンセメント	NaF	白水貿易（株）
ハイボンドグラスアイオノマー CX	¥9,000	合着用	フルオロアルミノシリケート　ガラス	（株）松風
ハイボンドグラスアイオノマー F	¥4,500	充填用	フルオロアルミノシリケート　ガラス	（株）松風
ハイボンド　レジグラス	¥8,000	合着用	フルオロアルミノシリケート　ガラス	（株）松風
ベースセメント（デンティン色）	¥3,000	裏装・支台築造	フルオロアルミノシリケート　ガラス	（株）松風
ベースセメント（ピンク，ホワイト）	¥5,100	裏装・支台築造	フルオロアルミノシリケート　ガラス	（株）松風
レジグラス　ペースト	¥8,000	合着用	フルオロアルミノシリケート　ガラス	（株）松風
IP テンプセメント	¥6,500	仮着用	PRG（プレレアクテッドグラスアイオノマー）	（株）松風
フルオロボンドⅡ	¥16,000	ボンディング用	PRG（プレレアクテッドグラスアイオノマー）	（株）松風
ビューティフィルⅡ	¥3,300	修復用・充填用	PRG（プレレアクテッドグラスアイオノマー）	（株）松風
ビューティフィル　フロー	¥2,700	修復用・充填用	PRG（プレレアクテッドグラスアイオノマー）	（株）松風
ビューティフィル　フロー　プラス	¥2,700	修復用・充填用	PRG（プレレアクテッドグラスアイオノマー）	（株）松風
フルオロボンド　シェイク　ワン	¥8,500	ボンディング材	PRG＋フルオロアルミノシリケート　ガラス	（株）松風
ビューティ　コート　ベーシックセット	¥30,000	審美・コーティング用	PRG（プレレアクテッドグラスアイオノマー）	（株）松風
PRG バリアコート　セット	¥10,000	歯面コート，知覚過敏抑制材	PRG（プレレアクテッドグラスアイオノマー）	（株）松風
レジセム	¥7,500	接着用レジンセメント	PRG（プレレアクテッドグラスアイオノマー）	（株）松風
ビューティ　セム SA	¥9,000	接着用レジンセメント	PRG（プレレアクテッドグラスアイオノマー）	（株）松風
ビューティフィル　E　ポステリア	¥3,800	修復用・充填用	PRG（プレレアクテッドグラスアイオノマー）	（株）松風
ビューティフィル　バルク	¥3,300	修復用・充填用	PRG（プレレアクテッドグラスアイオノマー）	（株）松風
ビューティフィル　バルク　フロー	¥2,900	修復用・充填用	PRG（プレレアクテッドグラスアイオノマー）	（株）松風
ビューティフィル　オペーカー	¥2,500	修復用・充填用	PRG（プレレアクテッドグラスアイオノマー）	（株）松風
ビューティフィルコアキット　EX	¥13,000	支台築造用	PRG（プレレアクテッドグラスアイオノマー）	（株）松風
ビューティオースボンドⅡ　セット	¥12,000	矯正装置用	PRG（プレレアクテッドグラスアイオノマー）	（株）松風
ビトレマー™　ルーティングセメント	¥11,400	合着用	フルオロアルミノシリケート　ガラス	スリーエム ジャパン（株）
ビトレマー™　ルーティングセメント ファストセット	¥11,400	合着用	フルオロアルミノシリケート　ガラス	スリーエム ジャパン（株）
ケタック™ セム イージーミックス	¥9,100	合着用	フルオロアルミノシリケート　ガラス	スリーエム ジャパン（株）
リライエックス™ ユニセム 2 オートミックス	¥12,600	接着用レジンセメント	フルオロアルミノシリケート　ガラス	スリーエム ジャパン（株）
リライエックス™ ユニセム 2 クリッカー™	¥16,600	接着用レジンセメント	フルオロアルミノシリケート　ガラス	スリーエム ジャパン（株）
ビトレマー　R　粉	¥4,800	修復用・部分的支台築造	フルオロアルミノシリケート　ガラス	スリーエム ジャパン（株）
液	¥8,200	修復用・部分的支台築造	フルオロアルミノシリケート　ガラス	スリーエム ジャパン（株）
ビトラボンド	¥18,200	裏装材	フルオロアルミノシリケート　ガラス	スリーエム ジャパン（株）
クリンプロ TN XT バーニッシュ	¥9,500	象牙質知覚過敏抑制	フルオロアルミノシリケート　ガラス	スリーエム ジャパン（株）
リライエックス™ ルーティング プラス	¥6,800	合着用	フルオロアルミノシリケート　ガラス	スリーエム ジャパン（株）
リライエックス™ ユニバーサル レジン セメント	¥14,000	接着用レジンセメント	フルオロアルミノシリケート　ガラス	スリーエム ジャパン（株）
トクソーアイオノマー　合着用	¥7,500	合着用	フルオロアルミノシリケート　ガラス	（株）トクヤマデンタル
ワンナップボンド F プラス	¥17,800	ボンディング用	フルオロアルミノシリケート　ガラス	（株）トクヤマデンタル
トクヤマ　シールドフォースプラス	¥8,000	知覚過敏抑制材	特殊フィラー	（株）トクヤマデンタル
トクヤマイオノタイト F	¥8,900	合着用	フルオロアルミノシリケート　ガラス	（株）トクヤマデンタル
トクヤマ　オルソフォース LC	¥17,000	矯正用（ブラケット）	特殊フィラー	（株）トクヤマデンタル
エステライトコア　クイック	¥15,000	支台築造用	特殊フィラー	（株）トクヤマデンタル
プライムフィル	¥9,000	充填用	特殊フィラー	（株）トクヤマデンタル
ゴー！　ボトルセット	¥13,500	歯科用象牙質接着材	NaF	SDI Limited（SDI 社）・日本歯科商社・（株）エイコー
ウェーブ　シリンジレフィル（1g）	¥1,300	歯科充填用コンポジットレジン	NaF	SDI Limited（SDI 社）・日本歯科商社・（株）エイコー
ウェーブ mv　シリンジレフィル（1g）	¥1,300	歯科充填用コンポジットレジン	NaF	SDI Limited（SDI 社）・日本歯科商社・（株）エイコー

アイス　シリンジレフィル (4g)	¥3,500	歯科充填用コンポジットレジン	NaF	SDI Limited (SDI社)・日本歯科商社・(株)エイコー
リバL/C　カプセルボックス(50個入)	¥12,000	歯科充填用グラスポリアルケノエート系レジンセメント	アルミノシリケートガラス	SDI Limited (SDI社)・日本歯科商社・(株)エイコー
セットP/P シリンジレフィル 7g (キャタリスト3.5g, ベース3.5g) 2本入	¥9,000	歯科接着用レジンセメント	フルオロアルミノシリケートガラス	SDI Limited (SDI社)・日本歯科商社・(株)エイコー
プログレスプラス	¥3,300	充填用CR	フッ化物配合特殊フィラー	睦化学工業（株）

 ## フッ化物徐放性セメント・レジン・ボンディング材の用途

　歯科臨床における合着と修復の場面でも，フッ化物の含まれる材料が使われている．その用途としては，合着，裏装と充填用，接着用，ダイレクトボンディング用と多岐にわたって利用されている．

フッ化物配合研磨ペースト

 フッ化物配合研磨ペースト（歯科医院専用）

商品名	商品内容			配合フッ化物		メーカー・販売元
	容量	参考医院価格	形状	種類	濃度(ppmF)	
プロフィーペースト Pro/イエロー RDA 40	60ml	¥3,600	ペースト（煉状）	NaF	1,000	クロスフィールド㈱
プロフィーペースト Pro/レッド RDA 120	60ml	¥3,600	ペースト（煉状）	NaF	1,000	クロスフィールド㈱
プロフィーペースト Pro/グリーン RDA 170	60ml	¥3,600	ペースト（煉状）	NaF	1,000	クロスフィールド㈱
プロフィーペースト Pro/ブルー RDA 250	60ml	¥3,600	ペースト（煉状）	NaF	1,000	クロスフィールド㈱
プロキシット RDA 7 ピンク	55ml	¥3,200	ペースト（煉状）	―	500	Ivoclar Vivadent㈱
プロキシット RDA 36 グリーン	55ml	¥3,200	ペースト（煉状）	―	500	Ivoclar Vivadent㈱
プロキシット RDA 83 ブルー	55ml	¥3,200	ペースト（煉状）	―	500	Ivoclar Vivadent㈱
メルサージュレギュラー	40g	¥1,600	ペースト（煉状）	MFP	500	㈱松風
メルサージュファイン	40g	¥1,600	ペースト（煉状）	MFP	500	㈱松風
メルサージュプラス	38g	¥1,600	ペースト（煉状）	MFP	950	㈱松風
メルサージュクリアジェル	60g	¥700	ペースト（煉状）	NaF	950	㈱松風
メルサージュクリアジェル キッズ	60g	¥700	ペースト（煉状）	NaF	500	㈱松風
メルサージュヒスケア	60g	¥950	ペースト（煉状）	NaF	900	㈱松風
ポリシングペースト1号（ファイン）	30ml	¥1,200	ペースト（煉状）	NaF	900	㈱ビーブランド・メディコーデンタル
ポリシングペースト3号（ハード）	30ml	¥1,200	ペースト（煉状）	NaF	900	㈱ビーブランド・メディコーデンタル
PTCペーストレギュラー	80g	¥2,100	ペースト（煉状）	MFP	900	㈱ジーシー
PTCペーストファイン	80g	¥2,100	ペースト（煉状）	NaF	900	㈱ジーシー
P.クリーンポリシングペーストFDファイン	40g	¥1,200	ペースト（煉状）	MFP	950	㈱モリタ
Ciプロクリアミディアムファイン	90g	¥369	ペースト（煉状）	MFP	950	㈱歯愛メディカル
シャインフロー ミント	90g	¥646	ペースト（煉状）	NaF	1000	㈱歯愛メディカル
シャインフロー ミックスフルーツ	90g	¥646	ペースト（煉状）	NaF	1000	㈱歯愛メディカル
クリーニングジェル＜PMTC＞	40g	¥1,260	半透明ジェル状	MFP	920	ウエルテック㈱
シャインフロー ミント	90g	¥648	ペースト（練状）	NaF	1,000	㈱歯愛メディカル
シャインフロー ミックスフルーツ	90g	¥648	ペースト（練状）	NaF	1,000	㈱歯愛メディカル
コンクールクリーニングジェル＜PMTC＞	40g	¥1,500	半透明ジェル状	MFP	920	ウエルテック㈱
クリンプロ™ クリーニングペーストPMTC用	50g	¥1,680	ペースト	NaF	950	スリーエムジャパン

 フッ化物配合研磨ペーストとPMTC

近年，隣接面歯冠部う蝕および歯根面う蝕の予防や歯周疾患患者のメインテナンスのために，スケー

※Radioactive Dentin Abrasion (RDA)
ヒトの抜去歯に中性子を放射し，研磨性試験器を用いて研磨した際に生じる微量な摩耗成分の放射能を測定して研磨性を評価する（標準物質ADA：ピロリン酸カルシウム　BSI：炭酸カルシウム）.

第1章 ◆ 日本におけるフッ化物製剤

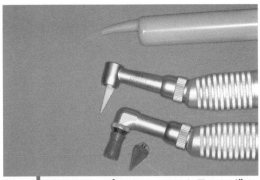

図11 PROFIN・プロフィーコントラアングル

← 隣接面へ研磨剤を注入するためのシリンジ
← PROFIN コントラアングル/Eva チップ
← プロフィーコントラアングル/ラバーキャップ

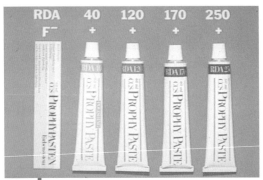

図12 フッ化物配合ペースト

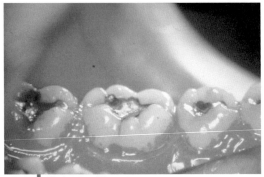

図13 ①歯垢の染め出し

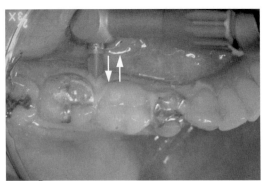

図14 ②，③隣接面のPMTC

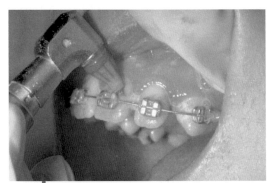

図15 ④歯面と歯頸部ならびに歯列矯正装置周辺の清掃

写真提供（図11～15）：㈱オーラルケアのご厚意による．

リングやルートプレーニングを含めた歯科専門家による歯面研磨（PMTCまたはPTC）が重要視されている．しかし，研磨のための回転器具の使用においては摩擦熱が発生することから，発熱抑制のために研磨剤が用いられている．その研磨剤の粒径の大きさによっては硬いエナメル質でさえも数μm削除される可能性があり，フッ化物が多く含まれる表層エナメル質の消失を防がなくてはならない．さらに，歯根面セメント質，象牙質は脆弱であることから注意深い研磨が必要となる．実際には，フッ化物配合の研磨ペーストを用いて，可能な限り歯面を傷つけることのないようにチップやカップ，ブラシ等にて歯面研磨を行うが，歯垢や歯石の付着量や解剖学的形態にあわせて研磨を行う必要がある．特に，粒径の小さな低研磨性の製剤を用いて，最終の仕上げ研磨を忘れないことが大切である．

●―1) PMTC の使用器具

・隣接面への研磨剤を注入するためのシリンジ
・PROFIN コントラアングル/Eva チップとプロフィーコントラアングル/ラバーキャップ（図11）
・PMTC 用ペースト（フッ化物配合研磨ペースト；NaF, 1,000 ppmF）（図12）

●―2) PMTC の手順

① 歯垢の染め出し：歯垢染色剤でプラークを顕示する（図13）.
　＊ポイントとなる部位：下顎臼歯部舌側，上顎臼歯部頬側，最後臼歯の遠心側
② フッ化物配合ペーストを隣接面部に填入：ペーストを填入する前にシリンジ先端で歯間乳頭を押し下げる.
③ 隣接面の PMTC（図14）.
④ 歯面と歯頸部の清掃（図15）.

ミネラルウォーターのフッ化物濃度

1 ミネラルウォーターの普及状況

昨今の健康志向の高まりや安全，美味しさ，美容などの追求といった食に対する国民の価値観の多様化とともに，災害時の備蓄等ミネラルウォーターの需要は増加し，国内生産，輸入品も含め2014年度計で，3,260,884 kl となっている．

また，販売される銘柄も毎年変動があるものの国産では800銘柄と推定されており，輸入品が約200銘柄であり併せて1,000銘柄にも及ぶ．日本人の1人当たりの年間消費量は，25.7リットルであり，米国（106.4リットル），カナダ（64.1リットル），イギリス（28.2リットル）と比較しても少ない状況である．(http://minekyo.net/index. 日本ミネラルウォーター協会，2016.3.10アクセス)．総務省による家計調査ではミネラルウォーターへの1世帯あたりの支出（年次）は，2014年度2,733円，2015年度2,882円となっている．2011年の震災の影響により3,121円に一気に引き上げられたが，2012年以降，漸減傾向を示している．

2 ミネラルウォーター類の種類

日本のミネラルウォーターの品質については，農林水産省においてミネラルウォーター類の品質表示ガイドライン（1990.3.30）が策定され，製造者の指導が行われている．ガイドラインによると，ミネラルウォーター類（容器入り飲料水）は，ナチュラルウォーター・ナチュラルミネラルウォーター・ミネラルウォーター・ボトルドウォーターの4つの品名に分類されている．表13に詳細を示す．

3 ミネラルウォーター類のフッ化物濃度基準

ミネラルウォーター類の製造基準については厚生労働省食品衛生法で示されており，原水については，水道法の規定で供給される水または一般細菌，大腸

表13 ミネラルウォーター類での数量構成　　　　　　　　　　　　　　　　　　　（＊生産数量割合）

種　類	詳　細	＊
ナチュラルウォーター	特定の水源から採水された地下水を原水とし，沈殿，濾過，加熱殺菌以外の物理的・科学的処理を行わないもの	0.5%
ナチュラルミネラルウォーター	ナチュラルウォーターのうち鉱化された地下水（地表から浸透し，地下を移動中又は地下に滞留中に地層中の無機塩類が溶解した地下水をいう）を原水としたもの	88.0%
ミネラルウォーター	ナチュラルミネラルウォーターを原水とし，品質を安定させる目的等のためにミネラル調整，ばっ気，複数の水源から採水したナチュラルミネラルウォーターの混合等が行われているもの	0.4%
ボトルドウォーター	ナチュラルウォーター，ナチュラルミネラルウォーター及びミネラルウォーター以外の飲料可能な水	11.1%

（日本ミネラルウォーター協会，2015年度調査）

菌群，カドミウム，水銀など18項目につき規定された検査方法において基準に適合する水でなければならない．フッ化物も基準項目として設定されている．水道法によれば，フッ化物濃度の基準値は0.8 mg/l以下であることとされているが，ミネラルウォーター類の基準によれば，2 mg/l以下である水でなければならないとされている．また，平成6年に食品添加物の規格基準が一部改正され通達によれば「0.8 mg/lを超えるフッ素を含有する原水を用いて製造されたミネラルウォーター類にあっては，『7歳未満の乳幼児は，このミネラルウォーターの飲用を控えてください．（フッ素濃度○ mg/l）』の旨の表示をするように指導されたい．」となっている．水道法でフッ化物濃度0.8 mg/l以下とされていることや歯のフッ素症の発現を考慮しての指導だと考えられる．

しかしながら，歯のフッ素症については，歯の形成時期（0歳から8歳程度）に，長期に，高濃度（2 mg/l以上）のフッ化物を飲用した場合に発症するとされている．諸外国において水道水フロリデーションの適正なフッ化物濃度は0.7～1.2 mg/lの範囲に設定されているのが一般的であり，7歳未満の乳幼児も通常の蛇口からの水として，コップからの飲用だけでなく，炊飯，料理に使用されたものを飲食している．日本においても7歳未満の乳幼児が1 mg/l程度のフッ化物濃度のミネラルウォーター類を飲用しても心配はいらないと考えられる．

4 市販されているミネラルウォーターのフッ化物濃度

36種の市販ミネラルウォーターのフッ化物濃度を示す（表14, 15）．う蝕予防に有効であると考えられるフッ化物濃度0.6 mg/l以上のミネラルウォーターは9種類であった（表14）．

これら9種類は，いまだフロリデーションされていないわが国において，有用なものだと考えられる．約1,000種の銘柄のミネラルウォーターが普及しており，そのすべてを測定することは現在行えていない．

表14 フッ化物濃度0.6（mg/l）以上の市販ミネラルウォーター

商品名	販売元	原水地	原水の種類*	硬水軟水の別	測定F濃度(mg/l)
財寶温泉	㈱財宝	鹿児島県垂水市	温泉水	軟水	0.60
磁気ミネラル74・成羽の水	健興産業㈱	岡山県高梁市	鉱泉水	軟水（中等度）	0.83
SACLA	桜島資源開発㈱	鹿児島県垂水市	温泉水	軟水	1.10
ウリベート	片岡物産	イタリア	鉱泉水	硬水	1.14
ナティア	㈲フードライナー	イタリア（ナポリ）	鉱泉水	軟水	1.20
バドワ	春日商会	フランス（サン・ガルミエ）	鉱泉水	硬水	1.30
比田の湯	湯田鉱泉	島根県安来市	鉱泉水	軟水	1.31
こしのゆきどけ	北関東通商株式会社YMK	新潟県南魚沼郡	温泉水	硬水（軽度）	1.41
SISUL（シサル）	湯沢水工房	新潟県南魚沼郡	温泉水	硬水（軽度）	1.40
カルシー	㈲ケイゾー	福井県佐野町	温泉水	軟水	2.05

*原水の種類

鉱　　水：ポンプ等により取水した地下水のうち溶存鉱物質等により特徴付けられる地下水
深井戸水：深井戸からポンプ等により取水した地下水
温　泉　水：自噴する地下水のうち水温が25℃以上の地下水，又は，温泉法第2条に規定される溶存鉱物質等により特徴付けられる地下水のうち飲用適のもの
鉱　泉　水：自噴する地下水のうち水温が25℃未満の地下水であり，かつ，溶存鉱物質等により特徴付けられる地下水
湧　　水：不圧（自由面）地下水，被圧地下水の区分によることなく，自噴している地下水

（ミネラルウォーター類（容器入り飲料水）の品質表示ガイドライン）より）

表15 フッ化物濃度 0.6（mg/l）以下の市販ミネラルウォーター

フッ化物濃度	商品名（原産国・県）
0.2 未満	クールマイヨール（イタリア），エビアン（フランス），天然水南アルプス（山梨県），アイランドチル（フィジー），パラディーゾ ナチュラーレ（イタリア），ACTIVE O₂（ドイツ），ティナント スティルウォーター（イギリス），ティナントカーボネイト（イギリス：），ハイドロキシダーゼ（フランス），ジーマ（アラブ首長国連邦），ヴィシーセレスタン（フランス），スパ レーヌ（ベルギー王妃の水）（ベルギー），ベラフォンタニス（ドイツ），いろはす（山梨県），天然水尾鷲熊野の水（三重県），贅沢ヨーグリーナ&南アルプスの天然水（山梨県），富士山おいしい水（静岡県），山水（鹿児島県）
0.2〜0.4 未満	富士山のパナジウム天然水（山梨県），ボルヴィック（フランス），クリスタルガイザー（アメリカ），コントレックス（フランス），温泉水99（鹿児島県），レジェンド・オブ・バイカル（ロシア），ゴッチアブルー（イタリア），エパー（フランス），観音温泉（静岡県）

ミネラルウォーターを購入する際，う蝕予防に関心のある人々のためにも，商品の成分表示にフッ化物濃度の記載が勧められるところである．

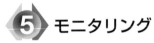
モニタリング

ミネラルウォーター類は，原水に沈殿，濾過，加熱殺菌以外の物理的・科学的処理を行わないものであるが，沈殿，濾過の過程において，フッ化物が除去される可能性がある．そのため，濾過材が新しい時期には濃度が減少するなど同じ商品でも濃度に差が生じる．今後もさらに数種の市販ミネラルウォーター類のフッ化物濃度についてモニタリングする必要がある．

第 2 章

フッ化物関連資料

第2章 ◆ フッ化物関連資料

I

フッ化物の応用について

1 フッ化物とは

●──1) 人間と自然とフッ化物

　地球上では，フッ素は他の元素と結合して，フッ化物として存在している．フッ素（元素）「F」は原子番号9，原子量19でハロゲン元素（塩素Cl，臭素Br，ヨウ素I）に属し，反応性の高い元素である．

　土，水，食品中には必ず微量に含まれている．土壌中には平均280 ppm，海水中に1.3 ppm，茶葉には200～400 ppm，食塩には25.9 ppmのフッ化物が含まれている．また，魚（イワシ）には可食部に0.44 ppm，海草には9.1 ppm，お茶の浸出液には0.3～1.3 ppmのフッ化物イオンが含まれている（図1）．われわれは太古の昔から，毎日フッ化物を食べたり飲んだりして生活してきたのである．

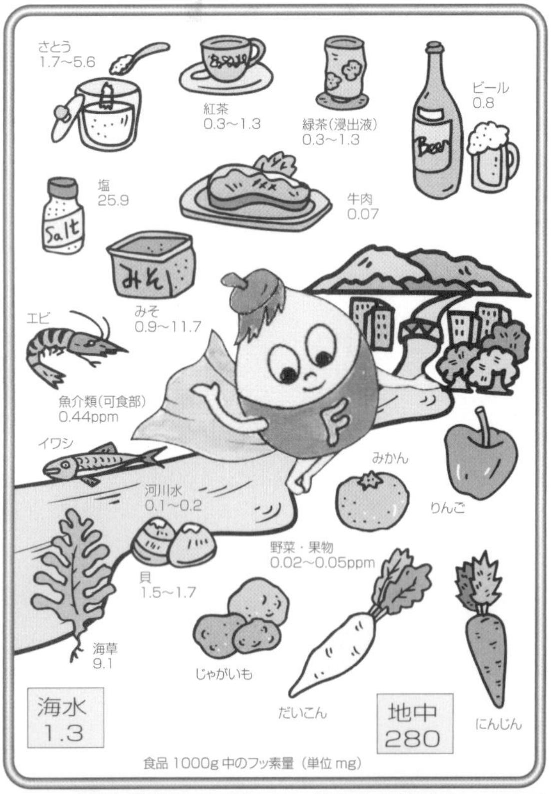

●──2) 有益な微量栄養素

　栄養素の過不足の点からいえば，フッ化物の過量摂取によって審美的に問題となる歯のフッ素症を発現させ，フッ化物の不足によって「う蝕」の発生を来たすといってよい．フッ化物は歯と骨の健康にとって有益な微量の栄養素であるとみなされている．

●──3) 歯の脱灰の抑制と再石灰化の促進

　われわれが飲食するたびに，酸産生菌の代謝によって産生した有機酸の作用で，エナメル質表層下の脱灰が起こる．その際に，唾液中，口腔粘膜表面あるいは歯垢中に貯蔵された微量のフッ化物が存在すれば，フッ化物は脱灰を抑制し，脱灰部分の再石灰化を促進する重要な役割を果たす（第2章I-4フッ化物のう蝕予防メカニズム，52～54頁参照）．

（厚生労働科学研究／フッ化物応用研究会，2007）

図1　フッ素ってなーに？

46

❷ Q&A

Q1 市販の美味しい水にもフッ素は入っているのですか．

A1 フッ化物は，私たちの身の回りに普遍的に存在する自然環境物質です．自然水を利用した市販の水，ミネラルウォーター等にも，微量なフッ化物が含まれています．ミネラルウォーター等の容器入り飲料水のもととなる原水には，微量なフッ化物が含まれています．

Q2 食物から摂るフッ素と水から摂るフッ素は違うのですか．

A2 フッ化物イオンという意味では，食物のフッ化物も水から摂るフッ化物も同じです．

フッ化物は口から入るときに歯の表面で作用します．そのとき水に溶けた状態のフッ化物であれば高い効果が発揮されます．WHOはフッ化物の栄養性に関連して，摂取する全体のフッ化物のうち60％以上は水溶性のものであることが必要である，といっています．また，フッ化物は食物の形態やカルシウムの含有量によって吸収量が異なります．水溶性の食物は固形のものより腸からのフッ化物の吸収量は多く，またカルシウムが多く含まれる食品ではフッ化物がイオン化しにくく，吸収量は減少します．たとえば魚の骨はたくさんのフッ化物を含みますが，その12％程度しか吸収されません．したがって，水道水から適切な量のフッ化物を摂取する方が効率的であり，コントロールがしやすいということになります．

Q3 フッ素が食品に含まれているところをみると，カルシウムなどと同じと考えていいのですか．

A3 フッ素（F）はカルシウム（Ca）や鉄（Fe），炭素（C），酸素（O）などと同じく元素です．

元素は地球上に約100種類ほど確認されていますが，そのなかでもフッ素は多いほうで，土壌中には200〜300 ppm含まれており，海洋中には14番目に多い元素となっています．当然ながら，そこからとれる野菜，果物，魚介類などにも自然に含まれています．その他，肉，お茶，塩，ビールなど，あらゆる飲食物がフッ化物を含んでおり，それらを食べたり飲んだりしている私たちの身体の中にもフッ化物は取り込まれ，体の構成要素にもなっています．特にカルシウムと仲がよく，カルシウム成分の多い骨や歯に多く含まれています．身体全体で平均すると，体重1kg当たり42.8 mgのフッ化物が含まれていることになります．

フッ化物は，成長期の子どもにとって歯や骨のための重要な栄養素と位置づけられています．

Q4 フッ化ナトリウムは劇物であるといわれていますが，何から作られますか．

A4 薬事法上，むし歯予防に調整されたフッ化物（フッ化ナトリウム配合）製剤は，濃度によって扱いが異なります．歯磨剤は医薬部外品，歯面塗布法の溶液は普通薬です．洗口法の場合，水に溶かす前の顆粒状洗口剤は「劇薬」に指定されていますが，小児がフッ化物洗口を行う際の水に溶かした洗口液は普通薬となります．なお，フッ化ナトリウムはフッ化物を含む鉱物から作られます．

普通薬であるか，劇薬として指定されるかは製剤の濃度によって決まります．フッ化物イオン濃度が1％（10,000 ppm）以下に調整されたものは普通薬に分類されます．歯面塗布溶液は0.9％ F，洗口剤はその10分の1以下の濃度です．よってこれらは普通薬です．用い方によってそれに適した濃度が決められていますが，いずれも口腔内に使用するものとして安全性が承認されています．

なお，フッ化ナトリウムは，フッ化水素酸に等量の水酸化ナトリウムや炭酸ナトリウムを反応させると生成されますが，リン酸肥料製造やアルミニウム精錬過程でも副次的に得られます．フッ化物は蛍石（fluorite CaF_2），氷晶石（cryolite Na_3AlF_6）といった鉱物に多く含まれますが，工業的には，たとえば氷晶石と水酸化ナトリウムを溶融させ，水で抽出し結晶を取り出すことができます．

Q5 上水道施設で使用するフッ化ナトリウム粉末と，天然の水の中のフッ素とはどう違いますか．

A5 基本的には同じです．

むし歯予防に用いられるフッ化物はイオンとして作用します．工場で生産されるフッ化ナトリウムも，原料は天然の蛍石や氷晶石などの鉱物です．水道水フロリデーションでは最終的に水に溶けてイオンとして作用します．天然の水に含まれているフッ化物もフッ化物イオンとして作用しますので，両者は基本的には同じといえます．

Q6 フッ素化（フッ化物イオン濃度適正化）した水で，食べ物の味は変わりませんか．

A6 食べ物の味はなんら変わりません．現在，世界で54カ国，約4.4億人の人々がむし歯予防を目的に水道水中のフッ化物イオン濃度を適正に保っています．これらの国々では，フロリデーション水を飲料水に使用するだけでなく飲食物の製造にも使用していますが，飲料水の質を低下させたり，食べ物の味を変えるなどの報告はありません．もともとフッ化物は自然界のいたるところに存在しているため，水道の水源や地下水，地表水にある程度含まれています．

（沖縄県具志川村・沖縄県歯科医師会：フロリデーション問答集，2002より抜粋，一部改変）

3 フッ化物利用の歴史

● 1) 斑状歯とフッ化物とう蝕予防

　フッ化物がう蝕予防に用いられるきっかけになったのは，飲料水中に過量に含まれるフッ化物に起因する斑状歯*（mottled enamel のちに，「歯のフッ素症」）の発現に由来する．斑状歯は，特定地域に家族的集団的に蔓延していた．19世紀の終盤から20世紀のはじめにかけて，メキシコ，イタリア，米国など世界各地で斑状歯が発見されて記録された．同時に，斑状歯を有する人はう蝕にかかりにくいという疫学所見が確認された．代表的な斑状歯の追跡研究としては，Black, G. V. と McKay, F. S. によるコロラド褐色斑の報告である．1930 年代になると，斑状歯地帯の飲料水の分析が行われ，化学者 Churchill, H.V. が高濃度のフッ化物の定量に成功した．

　ここに，斑状歯⇔フッ化物⇔う蝕予防の構図が推測された（表1）．

● 2) 歯のフッ素症

(1) 定　義

　歯のフッ素症は，エナメル質が形成される時期に過量のフッ化物を継続的に摂取したものに発現するエナメル質形成不全症である．フッ化物の供給源としては飲食に利用する飲料水が主であったが，最近では，フロリデーション実施地区でのフッ化物錠剤の誤用，多すぎるフッ化物配合歯磨剤使用などによる過量摂取による発現も報告されている．

　飲料水中のフッ化物濃度 1.5ppmF 付近から歯のフッ素症が発現し始め，フッ化物濃度が高くなるに従い症度も重くなる．なお，フッ化物以外の原因によっても類似のものが発現することが知られており，同一水源を利用しているヒトに集団的に，また左右の歯に対称的に数歯にわたって現れること，う蝕が少ないことなども鑑別の際の参考資料となる．

(2) 分類基準

　代表的な Dean の分類基準[1]を表2に示す．

　診断は，①歯の診断，②ヒトの診断，③地域の診断と，以下の手順で行われる．

①歯を単位とした診断

　歯面の全体が観察可能なすべての永久歯を対象に表2の分類基準に従い normal～severe の 6 段階に分類する．

②ヒトを単位とした診断

　症状の最も重い 2 本の歯のフッ素症に基づいてヒト単位の診断とする．

③地域の診断

　ヒトを単位とした診断（症度）に対して下記の点数を与え，下の式から CFI（地域歯のフッ素症指数）を算出し，地域の診断を行う．

> ヒト単位の診断（症度）に与える点数
> normal：0, questionable：0.5, very mild：1,
> mild：2, moderate：3, severe：4
>
> $$CFI = \frac{\Sigma（各症度の人数 \times 各症度の点数）}{対象人数}$$

　CFI が 0.6 以上の地域は，重度の歯のフッ素症が流行する地域で「公衆衛生上問題あり」と診断され，フッ化物濃度を下げる手だてが必要となる．CFI が 0.4〜0.6 は境界域，0.4 以下は歯のフッ素症的には問題ない地域とされる．

---

*注：斑状歯とは，白い模様のある歯の総称をいう．歯の形成期になんらかの因子がエナメル芽細胞に影響を及ぼして，歯表面（ことにエナメル質）が斑状に白濁または着色したものである．この原因としては，外傷，炎症，熱性疾患，内分泌系疾患や，ビタミン，薬剤，フッ化物等の過剰摂取などが挙げられる．したがって，「歯のフッ素症」とは，フッ化物の摂取が原因として特定された場合のみに診断され，非常に軽微な段階から重度の段階に分類される．とくに，非常に軽微な歯のフッ素症と非フッ素性の特発性エナメル質白斑との鑑別は難しく，その鑑別には熟練を要し，慎重に行われる．また，非常に軽度な歯のフッ素症は，歯の形成期に適量のフッ化物が摂取されたことを示しており，フッ化物の生物学的指標（バイオマーカー）として重要な意味がある．

表1　う蝕予防とフッ化物利用の歴史

時代区分	西暦年	世界 人物・団体他	世界 出来事	日本 人物・団体他	日本 出来事
斑状歯の蔓延・原因調査	1900	イーガー JM	"斑状歯"の流行（伊・ナポリ）		
	1910	マッケイ FS ブラック GV	"斑状歯"の流行調査（米国・テキサス）・原因を特定できず・飲料水中に何らかの原因物質・"斑状歯"の流行地域ではう蝕が少ない		
	1928			1920年代後半～正木正ら	"斑状歯"の流行調査（日本）・西日本、温泉地帯、花崗岩と石灰岩の産地に多い、"斑状歯"の流行地域ではう蝕が少ない
フッ化物濃度と歯のフッ素症との関係調査	1930	チャーチル HV スミス MC	"斑状歯"の原因特定・飲料水中の過量のフッ化物が原因である		
	1931	ヴェルー H	動物実験で少量のフッ化物を投与し"斑状歯"の発症		
	1940	ディーン HT ら	飲料水中フッ化物濃度と歯のフッ素症の関係に関する疫学調査開始・中西部21地域のフッ素症の12～14歳児7,257名対象に歯のフッ素症とむし歯調査作成・歯のフッ素分類作成・飲料水中フッ化物濃度と歯のフッ素症所有状況は比例関係にある・飲料水中フッ化物濃度とう蝕有病状況とは反比例関係にある・飲料水中の約1ppmフッ化物は、審美的に問題となることなく、う蝕を半減する		Geographical distribution of the "Mottled Teeth" in Japan 歯科学報（Shikwa Gakuho）
フッ化物応用の研究	1945		水道水フロリデーションを試験的に開始・グランドラピッズ GR、ニューバーグ（米国）・ブラントフォード（カナダ）		
	1952			美濃口玄ら	京都山科地区で水道水フロリデーション開始（～1965）
	1960	アーノルド FA ら	GR での水道水フロリデーション実施10年目の報告書・50～70％う蝕予防・全身の健康面に問題なし	美濃口玄	山科上水道弗素化始経緯、口腔衛生誌、巻頭言
	1961			日本口腔衛生学会	口腔衛生学会上水道弗素化勧告（全会一致）
	1969	WHO第22回総会	加盟国に対し水道水フロリデーションを含むフッ化物応用を実施するように勧告	日本歯科医師会	フッ化物の積極的応用を推奨
	1970	英国立医学協会	フッ化物の積極的応用を推奨		
		FAO, WHO	フッ素は必須栄養素である		
		WHO	フッ化物応用の勧告（1974）、再々勧告（1978）		
	1980	FDI調査	世界のフッ化物応用の調査・120カ国でフッ化物利用	日本口腔衛生学会	フッ化物の推進見解を発表する
	1985	FDI/WHO			
	1994	WHO	水道水フロリデーションと口腔保健テクニカルレポート No.846	日本歯科医学会	日本の歯科医師会フッ化物応用に関する勧告（フッ化物利用の遅れ）
	1999	FDI	水道水フロリデーションの支持声明1st（パリ）	厚生労働省	「フッ化物応用についての総合的な見解」に関する答申
	2000			日本歯科医師会	水道水フロリデーション（水道水フッ化物添加）についての文書
	2002			日本口腔衛生学会	フッ化物応用の積極的応用に関する見解を発表
	2003			厚生労働省	「今後のわが国における望ましいフッ化物応用への学術的支援」を表明
				都道府県	フッ化物洗口ガイドラインを都道府県と歯科医師会知事宛に通知
	2005	ADA, CDC	水道水フロリデーション60周年記念式典		
	2008	FDI	水道水フロリデーションの支持声明2nd（ストックホルム）		
	2011				歯と口腔の健康づくり推進条例の制定（43道府県）（～2014）歯科口腔保健の推進に関する法律の制定と歯科口腔保健の推進に関する基本的事項
	2014	FDI	水道水フロリデーションの支持声明3rd（ニューデリー）		
	2015	ADA, CDC	米国水道水フロリデーション70周年記念		

（筒井昭仁：フッ素の応用　上　岡田昭五郎　他編：新予防歯科学　第2版　107頁、医歯薬出版、東京、1996、一部改変加筆）

表2 歯のフッ素症の分類基準（Deanの分類基準, 1934年）

診　断	症　状
normal（正常）	正常歯．原因がフッ化物以外の白斑はこれに含む．
questionable（疑問型）	少数の小白点，あるいはわずかなすじ状の白線がみられる．
very mild（極微度）	小さな不透明の紙様白濁部が歯の25％以下にみられる．
mild（軽度）	白濁部が歯面の50％を超えていない．着色のみられることがある．
moderate（中等度）	ほぼ全歯面が白濁．しばしば小さな陥凹部（pitting）がみられ，褐色の色素沈着を伴うこともある．
severe（重度）	全歯面の白濁に加えて，陥凹部が互いに融合しており，歯の形態が崩れていることもある．褐色，黒色の着色は広がっている．

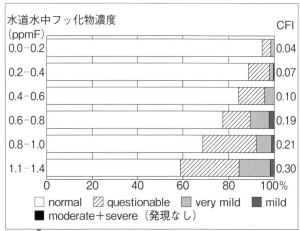

図2 水道水中フッ化物濃度と歯のフッ素症発現状況，CFI（東北，関東，甲信越の5県の調査より）

北関東地区で系統的に行われた歯のフッ素症調査の結果[2]を図2に示す．

フッ化物濃度0〜1.4 ppmFの範囲では，moderate，severeの発現はなく，CFIも0.30以下で，いずれの地域も公衆衛生上問題のない地域と診断されている．

● ─ 3）歯のフッ素症とフッ化物イオン濃度とう蝕有病状況調査

1940年代の前半に，Dean, H.T.らは中西部の21地域の飲料水中のフッ化物イオン濃度，歯のフッ素症の発現状況とう蝕有病状況を調査して作図したところ，約1 ppmのフッ化物イオン濃度で，審美的に問題のある中等度以上の歯のフッ素症を発現することなく，う蝕を半分以下に抑制できることを明らかにした．

これを基に，1945年に米国ミシガン州グランドラピッズで水道水フロリデーションが実験的に開始された．

● ─ 4）う蝕予防へのフッ化物応用

1950年代の半ばにグランドラピッズでの水道水フロリデーションの成果が公表され，フロリデーションが拡大した．これと前後して，フッ化物歯面塗布，フッ化物洗口の研究が行われた．ついで，フッ化物配合歯磨剤の研究も行われ，う蝕予防における各種フッ化物応用が進展した．

フッ化物のう蝕予防メカニズム

う蝕は，歯質の表層で絶えず繰り返されている"脱灰"と"再石灰化"の平衡が崩れ，頻回または継続的に脱灰が優勢になったときに発生すると考えられる．脱灰とは，糖質を含む飲食物を摂取する度に（図3），歯垢中の細菌が糖質を代謝して有機酸を産生して歯垢中のpHが酸性に傾き（図4），ある値（臨界pH）より低下すると歯質中のミネラルが溶出し始めてミネラル量が減少することをいう．一方，再石灰化とは唾液中に過飽和に存在するカルシウムイオンやリン酸イオンがある条件下で再び歯質に沈着することをいう．

その脱灰—再石灰化の過程が繰り返されている歯質の周囲に，0.1～1.0 ppmという低濃度のフッ化物イオンが存在すると，pHが低い場合には脱灰を抑制し，またpHが中性域では再石灰化を促進することが解っている（図5）．この再石灰化によって再構築されたエナメル質結晶（フルオロアパタイト等）は，本来のエナメル質結晶（ヒドロキシアパタイト）とは化学組成が若干異なっている．本来のエナメル質結晶に不純物として含まれていた炭酸イオンなどが消失して，フッ化物イオンに富んだ結晶となり，化学的性状を変化させて耐酸性に優れたものとなる（図6）．なお，萌出直後でのエナメル質においても，再石灰化と同様なミネラルの沈着（石灰化）がみられて化学的性状を変化させ，耐酸性が向上していく過程（エナメル質の成熟現象）がある．表層エナメル質のフッ化物濃度は，この成熟現象によって咬耗による歯質のすり減りがみられるまで経時的に増加していく．さらには，ある程度高い濃度のフッ化物イオンは，歯垢中のう蝕原性細菌の解糖系酵素（エノラーゼ）活性を抑制する働きや，う蝕原性細菌の酸産生能の抑制，歯面での細菌の付着・定着を抑制すると考えられている（図5；抗菌・抗酵素作用）．また，フッ化物は有機質や無機質との結合型フッ化物として歯垢中に貯蔵されているが，細菌の酸産生によって歯垢中のpHが低下すると歯垢中に貯蔵される結合型フッ化物からフッ化物イオンが解離して，歯質周囲環境のフッ化物濃度を上昇させることになり，再石灰化が促進されるという重要な役割を果たすものと考えられている．特に，歯垢中のフッ化物濃度が低い場合には脱灰は進行しやすくなるが，歯垢中のフッ化物濃度が高い場合には脱灰速度は緩やかになるとの報告もある．

以上，フッ化物の働きをまとめてみると，①歯質の結晶性を向上させ，エナメル質の耐酸性を獲得させて脱灰を抑制する，②エナメル質の成熟や再石灰化を促進する，③う蝕原性細菌への抗菌・抗酵素作用により酸産生を抑制して脱灰を抑制するなどである．したがって，有益なフッ化物をエナメル質周囲環境に継続的に維持するためには，口腔内での微量のフッ化物イオンの「持続的な供給」が必要となってくるのである．

なお，フッ化物の安全性については，日本歯科医学会医療環境問題検討委員会フッ化物検討部会がまとめた「フッ化物応用についての総合的な見解」に関する答申（1999年11月）を参照されたい（付録1 88～100頁，付録3 102～104頁：フッ化物洗口ガイドライン）．

Ⅰ　フッ化物の応用について

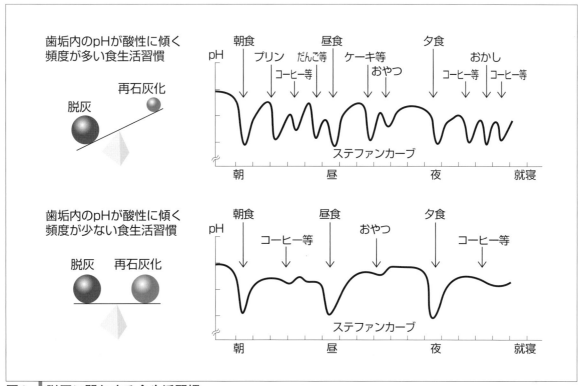

図3　脱灰に関与する食生活習慣

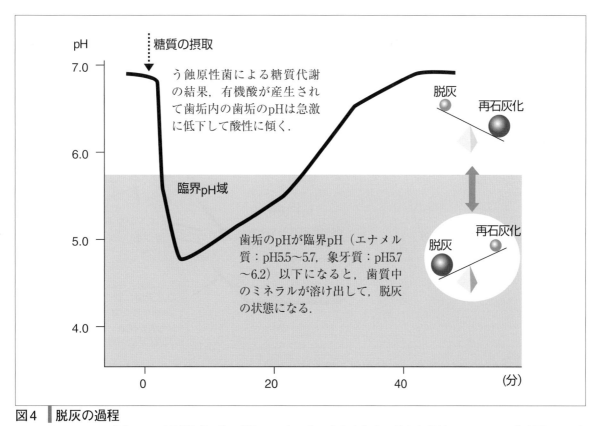

図4　脱灰の過程

（図3，4　田浦勝彦，他：だれにでもできる小さな努力で確かな効果，P.20, 21, 砂書房, 2001）

第2章◆フッ化物関連資料

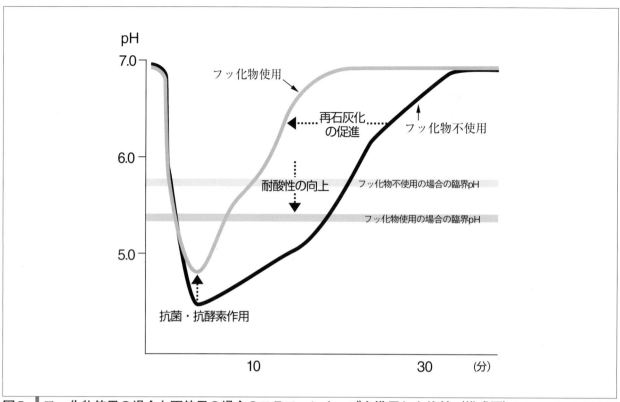

図5　フッ化物使用の場合と不使用の場合のステファンカーブを準用した比較（模式図）
（田浦勝彦，他：だれにでもできる小さな努力で確かな効果，P.29，砂書房，2001）

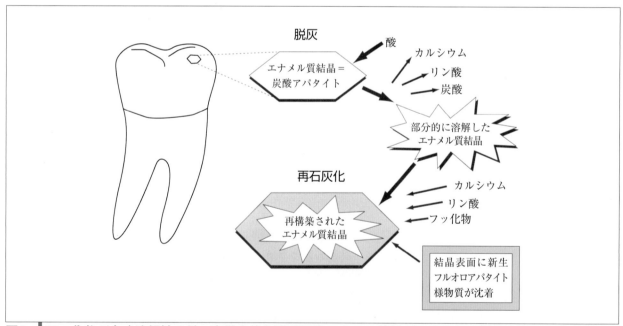

図6　フッ化物が多く溶解性の低い表層を伴う再石灰化エナメル結晶がつくられる脱灰と再石灰化過程
出典：Adapted from Featherstone JDB. Prevention and reversal of dental caries：role of low level fluoride. Community Dent Oral Epidemiol 1999；27：31-40. Reprinted with permission from Munksgaard International Publishers Ltd., Copenhagen, Denmark.
（日本口腔衛生学会　フッ化物応用委員会編：米国におけるう蝕の予防とコントロールのためのフッ化物応用に関する推奨，P.7，口腔保健協会，2002）

世界のフッ化物利用状況

　世界中でフッ化物は広く利用されており，2000年の情報（＊）と2015年にFDIが発行した冊子の情報を基に図示した（**図7**）．FDI冊子では水道水フロリデーション人口は天然で1,800万人と調整で3.7億人であるが，2014年の米国，英国，豪州などの情報を総合すると約4.4億人である（63頁参照）．食塩フロリデーション人口は2000年で9.7千万人，2009年に1.6億人であったが，2013年では3億人と推定されている．図中の2000年（黒）の各種フッ化物利用推定人口はフッ化物配合歯磨剤15億人が最大で，フッ化物洗口1億人，フッ化物歯面塗布3千万人，フッ化物滴下剤／錠剤1.5千万人である．ミルクフロリデーション人口は2015年にタイ児童の130万人が利用していることが報告されている．

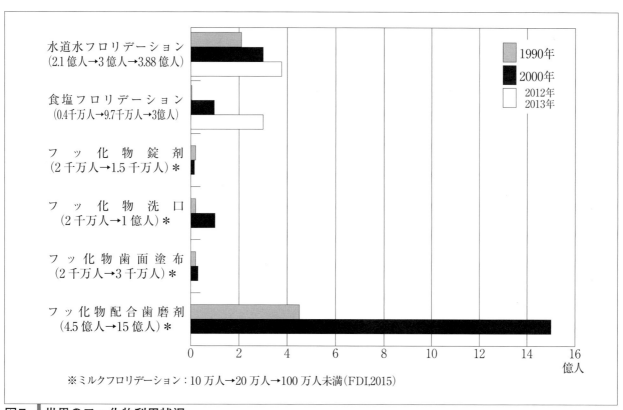

図7 世界のフッ化物利用状況
　　FDI：The CHALLENGE of ORAL DISEASE A CALL FOR GLOBAL ACTION. Brighton, UK, 2015, p.66.
　　＊：British Dental Journal, 191(9)：480, 2001.

国と地方公共団体の施策とフッ化物応用

健康日本21の流れ

国が進める「21世紀における国民健康づくり運動（健康日本21）」では，健康寿命の延伸とQOLの向上のために，2010年を途とした具体的な目標を提示している．

この運動では，健康に関連するすべての関係機関・団体等をはじめとして，国民が一体となった健康づくり運動を総合的かつ効果的に推進し，国民各層の自由な意思決定に基づく健康づくりに関する意識の向上および取り組みを促進するものである．

平成19年4月に健康日本21の中間評価が行われ，平成23年3月から「健康日本21評価作業チーム」は最終評価を行った．

歯の健康と最終評価

健康日本21の第6項目である歯の健康については，歯の喪失を防止して，食事や会話を楽しむ等，より生活の質の確保を目指している．

さて，歯の喪失の大半はう蝕と歯周病であるので，その予防対策が肝要となる．

平成23年の歯の健康に関する最終評価によると，5項目は「A．目標値に達した」で，7項目は「B．目標値に達していないが改善傾向にあった」，1項目が「C．変わらない」という指標の達成状況であった．指標に関連した主な施策として，「フッ化物洗口のガイドラインの策定」があげられた．また，今後の課題として，小児の永久歯う蝕については，フッ化物による洗口を含めて総合的に推進していく必要があると述べている．

健康日本21とフッ化物利用

健康日本21には，小児期のう蝕予防のために，フッ化物歯面塗布ならびにフッ化物配合歯磨剤の利用を促しており，以下のように，幼児期と学齢期のおのおのの目安が設定された（表3）．

表3　幼児期と学齢期のう蝕予防におけるフッ化物局所応用の目標と評価

幼児期のう蝕予防
6.2　フッ化物歯面塗布を受けたことのある幼児の増加［受けたことのある幼児の割合（3歳）］

2010年目標値	策定時のベースライン （平成5年歯科疾患実態調査）	中間評価 （H16年国民健康・栄養調査）	直近実績値 （H23年歯科疾患実態調査）	最終評価
全国平均50％以上	39.6％	37.8％	63.5％	A

学齢期のう蝕予防
6.5　フッ化物配合歯磨剤使用の増加

2010年目標値	策定時のベースライン （平成3年荒川らによる調査）	中間評価 （H16年国民健康・栄養調査）	直近実績値 （H21年国民健康・栄養調査）	最終評価
全国平均90％以上	45.6％	56.5％	86.3％	B

表3には中間評価，直近実績値ならびに最終評価を示す．フッ化物歯面塗布処置を受けた幼児の増加はA，フッ化物配合歯磨剤使用の増加はBの最終評価であった．

4 健康日本21と歯科保健対策

●─1）自己管理（セルフケア）能力の向上

歯科疾患を予防するために，保健所・市町村保健センターや学校・職場などで，適宜個人の必要性に応じた歯科保健知識・技術を習得できるようにするなど，自己の管理能力の向上を支援していく体制を築く必要がある．

●─2）専門家による支援と定期管理

専門的な立場から，個人の口腔健康管理を実施あるいは支援する保健所・市町村保健センターや，かかりつけ歯科医等の歯科保健医療機関（専門家）を活用することが有効である．そのための環境整備として，歯科保健相談や予防処置等の予防活動を行う歯科医療機関等を増加させていく必要がある．

●─3）保健所等による情報管理と普及啓発の推進

歯科疾患は地域格差が大きいため，ライフステージごとのう蝕および歯周病の有病状況や現在歯数等についての地域別の情報を収集，評価管理をしていく必要がある．保健所，市町村保健センターにおいては，地域歯科保健情報等を有効に活用して，住民に対する情報提供に努めるとともに，地域，学校，職場が連携した効果的な歯科保健対策の展開を図るべきである．

5 健康日本21（第2次）の始動と課題解決への道

2012年7月に，平成25年度から平成34年度までの「健康日本21（第2次）」の国民の健康の増進の総合的な推進に関する5つの基本的な方向が提示された．（厚生労働省告示第四百三十号）

（1）健康寿命の延伸と健康格差の縮小
（2）生活習慣病の発症予防と重症化予防の徹底（非感染性疾患NCDの予防）
（3）社会生活を営むために必要な機能の維持及び向上
（4）健康を支え，守るための社会環境の整備
（5）栄養・食生活，身体活動・運動，休養，飲酒，喫煙及び歯・口腔の健康に関する生活習慣及び社会環境の改善

5項目の中でも，（1）健康寿命の延伸と健康格差の縮小と（4）健康を支え，守るための社会環境の整備の2項目は特にすべての人々が健康に暮らすために必要な項目である．

また別表に，歯・口腔の健康に関する5項目の目標が記載されている．

①口腔機能の維持・向上
②歯の喪失防止
③歯周病を有する者の割合の減少
④乳幼児・学齢期のう蝕のない者の増加
⑤過去一年間に歯科診療を受診した者の割合の増加

表4に「歯科口腔保健の推進に関する基本的事項」と健康日本21（第2次）「歯・口腔の健康」に設定された目標を示す．すでに具体的指標の3.の②60歳代における咀嚼良好者の増加，5.の②3歳児でのう蝕がない者の割合が80％以上である都道府県の増加と，④歯科口腔保健の推進に関する条例を制定している都道府県数の増加についての三項目は目標を達成している．指標2のライフステージごとの歯科疾患の予防についての目標を達成可能な項目は多い．今

表4 「歯科口腔保健の推進に関する基本的事項」と健康日本21（第2次）「歯・口腔の健康」に設定された目標

具体的指標	現状値	目標値	第2次	最新値	判定
1. 口腔の健康の保持・増進，歯科口腔保健に関する健康格差の縮小に関する目標					
次の2.から5.に掲げる目標等を達成すること等により実現を目指すこととする．					
2. 歯科疾患の予防における目標					
(1) 乳幼児期					
3歳児でのう蝕のない者の増加	77.1%（H21）	90%（H34）		82.1%（H25）	△
(2) 学齢期					
①12歳児でのう蝕のない者の増加	54.6%（H23）	65%（H34）		60.4%（H26）	○
②中学生・高校生における歯肉炎症所見を有する者の減少	25.1%（10〜19歳；H17）	20%（H34）		25.4%（H23）	△
(3) 成人期（妊産婦を含む）					
①20歳代における歯肉炎症所見を有する者の減少	31.7%（20歳代；H21）	25%（H34）	○	25.1%（H23）	○
②40歳代における進行した歯周炎を有する者の減少	37.3%（H17）	25%（H34）	○	28.0%（H23）	○
③40歳の未処置歯を有する者の減少	40.3%（H17）	10%（H34）		35.0%（H23）	■
④40歳で喪失歯のない者の増加	54.1%（H17）	75%（H34）	○	72.1%（H23）	○
(4) 高齢期					
①60歳の未処置歯を有する者の減少	37.6%（H17）	10%（H34）		64.0%（H23）	■
②60歳代における進行した歯周炎を有する者の減少	54.7%（H17）	45%（H34）	○	51.6%（H23）	△
③ア　60歳で24歯以上の自分の歯を有する者の増加	60.2%（55〜64歳；H17）	70%（H34）	○	65.8%（H23）	○
④イ　80歳で20歯以上の自分の歯を有する者（8020達成者）の増加	25.0%（75〜84歳；H17）	50%（H34）	○	40.2%（H23）	○
3. 生活の質の向上に向けた口腔機能の維持・向上における目標					
(1) 乳幼児期					
①3歳児での不正咬合等が認められる者の減少	12.3%（H21）	10%（H34）		―	―
(2) 高齢期					
②60歳代における咀嚼良好者の増加	73.4%（H21）	80%（H34）	○	75.0%（H25）	◎*
4. 定期的な歯科検診，歯科医療を受けることが困難な者における目標					
(1) 障害者					
障害(児)者入所施設での定期的な歯科検診実施率の増加	66.9%（H23）	90%（H34）		―	―
(2) 要介護高齢者					
介護老人福祉施設・介護老人保健施設での定期的な歯科検診実施率の増加	19.2%（H23）	50%（H34）		―	―
5. 歯科口腔保健を推進するために必要な社会環境の整備における目標					
①過去1年間に歯科健康診査を受診した者の増加	34.1%（20歳以上；H21）	65%（H34）	○	47.8%（H24）	○
②3歳児でのう蝕がない者の割合が80%以上である都道府県の増加	6（H21）	23（H34）		26（H25）	◎
③12歳児の一人平均う歯数が1.0未満である都道府県数の増加	7（H23）	28（H34）		25（H27）	○
④歯科口腔保健の推進に関する条例を制定している都道府県数の増加	26（H24）	36（H34）	○	43（H27）	◎

○：健康日本21（第2次）「歯・口腔の健康」で示された11項目の目標

判定の欄：　◎達成，○達成可，△微妙，■困難，―：不明

*3.(2)②については86.7%（H23）のデータがある．

後さらに各期のう蝕を予防し，定期的な歯科検診，歯科医療を受けることが困難な者の口腔の保健のため，公衆衛生的フッ化物の利用は欠かせない．

健康日本21（第2次）の歯の健康における目標として，地域間格差を縮小していくのか，改善していくための具体的方策は明記されておらず，「健康日本21」の最終評価でまとめられた今後の課題が活かされていない．また，公衆衛生的フッ化物利用手段であるフッ化物洗口の文言もみられないことは残念である．

本第8版で「中間評価とこれからの健康日本21とフッ化物利用」で取り上げた，「水道水フッ化物濃度調整（水道水フロリデーション）はフッ化物利用の原点であり，地域のすべての人々の歯の健康づくりに貢

献できる単一の公衆衛生手段である．2010年度の最終評価の際には，水道水フロリデーションに関する正しい情報の開示と啓発を基に，地域で水道水フロリデーションが選択できるような内容が盛り込まれるべきである」と記載した．

表3のように，健康日本21では，乳歯のむし歯予防のために3歳までにフッ化物歯面塗布を受けたことのある者の割合の増加を目標設定し，学齢期におけるフッ化物配合歯磨剤使用者の割合の増加を目標設定していた．しかしながら，既述のように健康日本21（第2次）ではフッ化物利用の目標設定の記載がないので，後退であるといえる．歯・口腔の健康領域で，健康寿命の延伸と健康格差の縮小を実現するために，国・政府による健康政策づくりが求められていた．

2015年度に厚労省医政局歯科保健課は，地域住民の歯科疾患予防等による口腔の健康の保持増進の観点から，8020運動・口腔保健推進事業実施要綱を策定した．2016年度では個別事業を再整理して実施要綱を一部改正（医政発0401第34号）し，口腔保健の推進に資するために必要となる事業として，その推進を図ることを目的に地域住民のう蝕予防のためのフッ化物洗口やフッ化物塗布の取組を含む歯科疾患予防事業を掲げた．今後，地域の状況に応じた歯科口腔保健施策を推進させるため，各事業の実施主体である都道府県，政令市及び特別区における口腔保健施策の推進が鍵となる．（URL：http://www.mhlw.go.jp/file/06-Seisakujouhou-10800000Iseikyoku/160401_8020_jisshiyoukou.pdf）．（2016年5月3日アクセス）

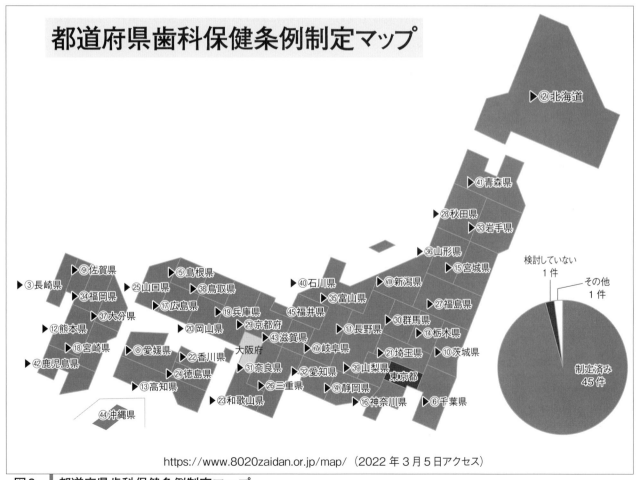

図8　都道府県歯科保健条例制定マップ

⑥ 地方公共団体の条例とフッ化物利用

道府県による歯科・口腔保健の推進に関する条例の制定が進行している．本書付録4（105～110頁）として掲載した新潟県歯科保健推進条例（2008年7月22日施行，2012年9月一部改正，10月施行），北海道歯・口腔の健康づくり8020推進条例（2009年6月22日施行），長崎県歯・口腔の健康づくり推進条例（2010年6月4日施行）以降，2012年12月時点で，全国の43道府県で条例が制定された（**図8**）．この間，国も歯科口腔保健の推進に関する法律（平成23年8月10日法律第95号：略称は歯科口腔保健法）を同日に公布・施行した．本法は，歯科口腔保健の推進に関する施策を総合的に推進するための法律であり，施策に関する基本理念，国・地方公共団体等の責務を定め，歯科疾患の予防や口腔の保健に関する調査研究をはじめ，国民が定期的に歯科検診を受けること等の勧奨等の内容となっている．

その歯科口腔保健法の基本的事項の策定が，厚生労働大臣告示（第438号：2012年7月23日）として官報号外第158号に公表された（厚生労働省HP http://www.mhlw.go.jp/stf/2r9852000002fx0p.html より）．

その「別表第一 歯科疾患の予防における目標・計画」には，乳幼児期，学齢期，成人期，高齢期のすべてのライフステージにおいて，う蝕予防方法の普及に「フッ化物の応用」が掲げられた．また，資料2「歯科口腔保健の推進に関する基本的事項に関する目標等について」での「学齢期の歯科疾患の予防における目標」には，「具体的指標①：12歳児でのう蝕のない者の増加 目標値65％（平成34年度）」の目標値の考え方に，以下の解説が掲載されている．「既にフッ化物歯磨剤の市場占有率ならびに使用者割合ともに約9割に達していること等の背景要因の変化により，今後『う蝕のない者の割合』の上昇傾向は抑制がかかる可能性がある．また，学校における歯・口

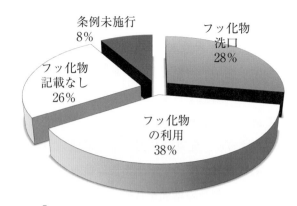

図9 都道府県条例の基本的施策とフッ化物

腔の健康づくりにかかわる保健活動の現状等を踏まえることも必要であると考えられる．」

つまり，現況ではフッ化物配合歯磨剤の市場占有率と使用者割合は既に90％と厚生労働省は捉えており，国民はフッ化物配合歯磨剤を自由に利用できる背景にあるといえる．

歯科口腔保健法は理念法であるので，先行する道府県における条例が実質的な歯科・口腔保健の推進に関する具体的な施策について重要となる．

43道府県の条例の基本的施策の推進として，う蝕予防方策にフッ化物応用を条文に記載している31道府県のうち，13道府県の条例にはフッ化物洗口を明記している．都道府県条例の基本的施策としてのう蝕予防策として「フッ化物洗口」「フッ化物利用」「フッ化物記載なし」と条例未制定に4区分したグラフを**図9**に示す．

また，市町における歯科・口腔保健の推進に関する条例も2013年1月時点で，全国の26市区町で施行された．そのうち，4市町では条文の基本的施策の推進にフッ化物応用に関する記載があり，さらに山県市と佐世保市ではフッ化物洗口を掲げている．

本書付録5（111，112頁）に，和歌山県と長野県の県議会における集団フッ化物洗口の推進決議文を掲載した．鹿児島県議会においても「園および学校等におけるフッ化物洗口の普及推進を求める請願」を採択した（平成21年12月17日）ので，付記する．

Ⅳ 水道水フッ化物濃度調整
（水道水フロリデーション）

水道水フロリデーションとは

　フロリデーションとは，う蝕予防と歯の健康のために食物・飲料水・歯磨剤などのフッ化物濃度を適正に調整（adjust）する方法である．ことに水道水中のフッ化物濃度を適正に調整する公衆衛生手段を水道水フロリデーションという．

　一般的には，水道水中のフッ化物濃度が不十分な地域で，フッ化物濃度を適正に調整する．逆に，地域の水道水のフッ化物濃度が適正な濃度より高い場合には除去，あるいは他の水源を利用して希釈することによって調整する．また，天然の状態で水道水中のフッ化物濃度が適正であれば，そのままフッ化物濃度をモニタリングしながら利用する（図10）．

2 水道水フロリデーションの効果

　水道水フロリデーションを実施した場合，国の違い，民族の違い，生活の違い，さらにう蝕有病状況の違いを越えて，水道水フロリデーション給水地域に住む人々の現状のう蝕有病状況が半分以下に改善される．さらに，その周辺地域に住んでいる人々は，拡散効果により水道水フロリデーションの恩恵を受ける．

　Murray, J.J. は，世界23カ国から水道水フロリデーションの乳歯う蝕（dmft）予防効果（66編），永久歯う蝕（DMFT）予防効果（86編）に関する報告を収集し，う蝕有病状況を半分以下にするという効果を確認している．

　しかし，近年水道水フロリデーションによるう蝕予防効果に，国によって差がみられるようになってきたとの報告がある．水道水フロリデーションの普及した国では，普及率の低い国と比較して，水道水フロリデーションによるう蝕予防効果が小さくなってきている．水道水フロリデーション実施地域で生産された飲食物が周辺のフロリデーション未実施地域に送られ，水道水フッ化物の恩恵が受けられること（拡散効果：図11）が1つの原因としてあげられる．もう1つの原因は，水道水フロリデーション未実施地域でフッ化物錠剤等の他のフッ化物の全身応用が実施されていることが多く，そのために水道水フロリデーション未実施地区でもう蝕の減少がみられる．その結果，水道水フロリデーション実施地区との差が小さくなってきている（希釈効果：図12）．

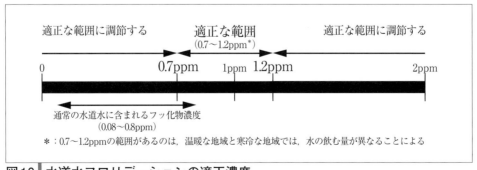

図10　水道水フロリデーションの適正濃度

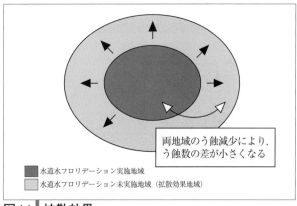

図11 拡散効果

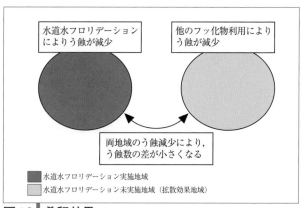

図12 希釈効果

　この2つの効果により，水道水フロリデーション実施地区と未実施地区との差が小さくなっている場合があるが，これは見かけ上のものであって，水道水フロリデーションの効果が低くなっているわけではない．

　日本で水道水フロリデーションを実施する場合には，その他のフッ化物応用もあまり普及していないことから，水道水フロリデーション未実施地区と比較してう蝕有病状況が半分以下になると考えられる．

水道水フロリデーションが最も優れたう蝕予防である理由

● 1) 最も経済的で，効果的である

　水道水フロリデーションにかかる費用は，1人当たり年間50セント（45円：2012年ドル換算）であり，経済的に生涯のう蝕予防ができる．

● 2) 最も安全である

　水道水フロリデーションは，1945年にアメリカのグランドラピッズで実施されて以来，65年の歴史があり，今もなお実施され普及拡大している．

　最近のフッ化物調整装置は，コンピュータによるフィードバック制御により，24時間の監視体制下で，高い精度のフッ化物イオン濃度管理（0.05 ppm）が可能となっている．また，万が一事故が生じた場合には，フッ化物の供給が直ちに停止されるようになっている．

● 3) 広範囲に恩恵をもたらす

　個人で行うう蝕予防方法は，個人だけが恩恵を受けるにすぎない．それに対して，水道水フロリデーションは，これを実施した給水地域全域の住民に利益をもたらす．さらに，拡散効果により周辺地域にも恩恵は広がる．

● 4) 生涯を通じてう蝕予防ができる

　う蝕は，歯が生え始めてから発生する．また，成人期以降，増齢につれて歯肉が退縮し，老年期には根面う蝕が発生する．水道水フロリデーションは，これらのすべてのう蝕に予防効果がある．

● 5) 簡便である

　水道水フロリデーションは，個人の努力に負うことはなく，水道水を利用するという小さな努力で確かな効果を受けることができる．

● 6) 平等に利用できる

　水道水フロリデーションは，生活の違い，低年齢児，障がい者，高齢者，低所得者層に関係なく，すべての人を対象に平等にう蝕予防することができる．

4 水道水フロリデーションは自然を利用した方法

フッ素はあらゆる食品に含まれており，土壌，海水等にも含まれている元素である．したがって，水道水フロリデーションは，これらの自然に存在するフッ化物を利用した方法である．また，フッ素は人の歯，骨の正常な発育に栄養として必要かつ有益な微量元素である．

5 水道水フロリデーションの推奨

フロリデーションは，WHO（世界保健機関）をはじめ，世界の150以上の医学・歯学・薬学系・その他関連機関が，歯の健康のためだけではなく，全身の健康に寄与するという理由から推奨している．

6 世界の水道水フロリデーションの普及状況

水道水フロリデーションを実施している国は，約52カ国であり，約4.4億人が恩恵を受けている．

水道水フロリデーションを実施できない国では，食塩フロリデーション（食塩のフッ化物濃度調整）が，20カ国で実施されており，約3億人が恩恵を受けている（表5，6）．

7 フロリデーション・ファクツ

米国での水道水フロリデーションは，1945年にミシガン州グランドラピッズ市で初めて開始された．米国歯科医師会（ADA）は1950年にフロリデーションを支持する方針をとり，その後もフロリデーションを積極的に推進しながら，フロリデーションに関する多くの疑問に答えてきた．それを冊子としたのがフロリデーション・ファクツであり，1956年に初めて刊行された．その最新版は，2005年7月の水道水フロリデーション60周年記念祝賀式典に合わせて発行された（図13）．その内容は，水道水フロリデーションの恩恵16項目，安全性25項目，フロリデーションの実践8項目，公共政策7項目，費用対効果2項目の合計58の質問に対する回答と事実を記載している．さらに，巻末には358の文献ならびに米国の5大保健機関などによる水道水フロリデーション支持声明と，フロリデーションを推奨する米国内および国際保健機関と専門団体の一覧が掲載されている．

ADAは，2005年7月に水道水フロリデーション60周年記念を祝い，声明を発して以下のようにまとめている．「米国歯科医師会（ADA）は，う蝕予防に安全で有効な地域水道水フロリデーションを引き続き支持します．1950年に初めてADAのフロリデー

表5　世界のフロリデーション実施総数

	実施国	合計人口
水道水フロリデーション		
調整	27カ国	約3億9000万人 a
天然	39カ国	約5000万人
調整あるいは天然	52カ国	約4億4400万人 a
食塩フロリデーション	20カ国	3億人 b

a：British Fluoridation Society 2012, CDC 2014, and Prof. Kim Jin-Bom 私信 2015
b：FDI 2015
註：ミルクフロリデーションは100万人超（2015）である（55頁参照）．

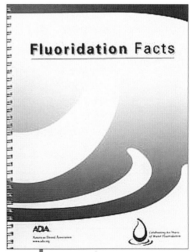

図13　フロリデーション・ファクツ

表6 各国の水道水フロリデーション給水人口[a]

地域	国名	給水人口（人工＋自然）	水道水フロリデーション給水人口（人工）	水道水フロリデーション給水人口（自然）	各国の人口に占める割合（%）
アジア	イスラエル	5,422,000	5,272,000	150,000	70.0
	インド [d]	60,000,000		60,000,000	4.7
	韓国 [b]	2,400,000	2,400,000		6.7
	シンガポール	5,080,000	5,080,000		100.0
	スリランカ	2,800,000		2,800,000	14.0
	タイ	150,000		150,000	0.2
	中国 [d]	200,000,000		200,000,000	15.0
	フィリピン	850,000		850,000	0.9
	ブルネイ	375,000	375,000		95.0
	ベトナム	3,500,000	3,500,000		4.0
	香港	6,968,000	6,968,000		100.0
	マレーシア	20,700,000	20,700,000		75.5
アフリカ	ガボン	1,261,000		1,261,000	86.0
	コンゴ民主共和国	600,000		600,000	0.8
	ザンビア	947,000		947,000	7.0
	ジンバブエ	2,600,000		2,600,000	21.0
	セネガル	1,000,000		1,000,000	8.0
	タンザニア	12,250,000		12,250,000	28.0
	ナイジェリア	20,000		20,000	0.0
	ナミビア	200,000		200,000	9.0
	リビア	1,400,000	400,000	1,000,000	22.0
オセアニア	オーストラリア	21,878,100	21,734,100	144,000	80.0
	キリバス	50,000		50,000	51.0
	ニュージーランド	2,330,000	2,330,000		61.0
	パプアニューギニア	172,000	102,000	70,000	6.0
	フィジー	300,000	300,000		36.0
ヨーロッパ	アイルランド	3,450,000	3,250,000	200,000	73.0
	イギリス	6,127,000	5,797,000	330,000	10.0
	オーストリア	160,000		160,000	2.0
	キプロス	40,000		40,000	5.0
	スウェーデン	750,000		750,000	8.0
	スペイン	4,450,000	4,250,000	200,000	11.0
	セルビア	300,000	300,000		3.0
	チェコ	15,000		15,000	0.1
	デンマーク	50,000		50,000	0.9
	フィンランド	200,000		200,000	4.0
	フランス	1,800,000		1,800,000	3.0
	ポーランド	380,000	80,000	300,000	1.0
	マルタ	39,000		39,000	9.0
南米	アルゼンチン	7,600,000	3,100,000	4,500,000	19.0
	ウルグアイ	15,000		15,000	0.5
	ガイアナ	245,000	45,000	200,000	32.0
	コロンビア	600,000		600,000	1.0
	チリ	11,800,000	11,000,000	800,000	70.0
	パラグアイ	35,000	35,000		6.0
	ブラジル	73,200,000	73,200,000		41.0
	ベネズエラ	100,000		100,000	0.4
	ペルー	580,000	500,000	80,000	2.0
北米	アメリカ合衆国 [c]	214,213,860	202,299,704	11,914,156	67.2
	カナダ	14,560,000	14,260,000	300,000	44.0
	グアテマラ	1,800,000	1,800,000		13.0
	ハイチ	11,500		11,500	0.1
	パナマ	510,000	510,000		15.0
	メキシコ	3,000,000		3,000,000	3.0
	合計	699,284,460	389,587,804	309,696,656	
				49,696,656 [e]	

a：British Fluoridation Society 2012　b：Prof. Kim Jin-Bom 私信 2015　c：CDC 2014
d：中国（2億人以上），インド（6千万人）で，適正よりも高い濃度で給水を受けている給水人口は除外している．
e：中国とインドを除く．

ション支持方針が採択されて以来, ADA の立場に変わりはありません. 地域水道水フロリデーションに関する ADA の方針は厳正に見直されて, 膨大な量の確かな科学的な証拠に基づいています. ADA は, 州と地方歯科医師会とともに, 水道水フロリデーションの利益を得る地域の数を増加させるために, 連邦, 州, 地方政府機関および地域共同体とともに作業を続けていきます」

2018 年に, ADA は最新版「フロリデーション 2018」を発行した. 2005 年版に 11 項目が追加され, 400 以上の文献を引用して計 69 の Q & A で構成されている. 次の日本語訳を参照して下さい.

(一社) 日本口腔衛生学会フッ化物応用委員会 編:フロリデーション・ファクツ 2018 ―科学的な根拠に基づく水道水フロリデーション―. (一財) 口腔保健協会, 東京, 2020.

8 米国の水道水フロリデーションの普及状況

米国では, 約 2 億 1,421 万人が水道水フロリデーションの恩恵を受けており, それは, 米国の給水人口の 74.7% に相当する (表 7).

表7 米国の州ごとの水道水フロリデーション給水人口 (2018 年)[a]

州 名	水道水フロリデーション給水人口	給水人口	実施率(%)	州 名	水道水フロリデーション給水人口	給水人口	実施率(%)
アラバマ州	3,388,374	4,345,270	78.0%	モンタナ州	229,620	749,018	30.7%
アラスカ州	272,280	548,898	49.6%	ネブラスカ州	1,106,087	1,545,849	71.6%
アリゾナ州	4,028,381	6,942,498	58.0%	ネバダ州	2,124,516	2,832,273	75.0%
アーカンソー州	2,448,389	2,867,653	85.4%	ニューハンプシャー州	396,895	849,619	46.7%
カリフォルニア州	22,613,284	38,106,418	59.3%	ニュージャージー州	1,291,123	7,947,833	16.2%
コロラド州	4,040,612	5,396,543	74.9%	ニューメキシコ州	1,381,128	1,801,817	76.7%
コネチカット州	2,431,568	2,715,564	89.5%	ニューヨーク州	12,200,464	17,074,791	71.5%
デラウェア州	670,879	781,453	85.9%	ノースカロライナ州	6,915,858	7,894,251	87.6%
ワシントン DC	702,455	702,455	100.0%	ノースダコタ州	688,710	713,531	96.5%
フロリダ州	14,566,063	18,714,257	77.8%	オハイオ州	9,083,082	9,816,237	92.5%
ジョージア州	8,531,824	8,959,918	95.2%	オクラホマ州	2,417,819	3,583,323	67.5%
ハワイ州	120,106	1,364,632	8.8%	オレゴン州	930,527	3,533,823	26.3%
アイダホ州	422,483	1,334,224	31.7%	ペンシルバニア州	5,203,809	9,335,064	55.7%
イリノイ州	11,386,618	11,600,611	98.2%	ロードアイランド州	785,748	944,353	83.2%
インディアナ州	4,615,264	4,996,245	92.4%	サウスカロライナ州	3,543,429	3,855,997	91.9%
アイオワ州	2,280,194	2,526,141	90.3%	サウスダコタ州	706,191	753,308	93.7%
カンザス州	1,799,573	2,762,230	65.1%	テネシー州	5,470,615	6,160,242	88.8%
ケンタッキー州	4,016,850	4,023,426	99.8%	テキサス州	19,861,964	27,327,755	72.7%
ルイジアナ州	1,627,351	4,169,527	39.0%	ユタ州	1,614,982	3,096,343	52.2%
メイン州	533,959	673,397	79.3%	バーモント州	214,896	382,403	56.2%
メリーランド州	4,317,542	4,610,160	93.7%	バージニア州	6,459,585	6,675,987	96.8%
マサチューセッツ州	3,593,419	6,276,435	57.3%	ワシントン州	4,128,148	6,459,585	63.9%
ミシガン州	6,605,118	7,379,404	89.5%	ウェストバージニア州	1,290,637	1,422,373	90.7%
ミネソタ州	4,356,770	4,408,195	98.8%	ウィスコンシン州	3,670,473	4,203,809	87.3%
ミシシッピー州	1,549,996	2,552,607	60.7%	ワイオミング州	262,712	460,371	57.1%
ミズーリ州	4,007,462	5,299,333	75.6%	米国全体	207,426,536	284,075,868	73.0%

a:CDC2018. https://www.cdc.gov/fluoridation/statistics/2018stats.htm (2020 年 10 月 8 日アクセス)

⑨ オーストラリアの水道水フロリデーションの普及状況

2005年ではクイーンズランド州が4％，ヴィクトリア州では77％と水道水フロリデーションの実施率が低い州があった．2007年の国の調査で，実施率が低い州が小児のう蝕が多いことがわかり，それらの州で急速に普及した．2012年では，全人口の90％以上，約2,000万人が水道水フロリデーションの恩恵を受けており，世界で最も水道水フロリデーションが普及している国の1つである．

オーストラリアの大都市（シドニー，メルボルン，ブリスベン，アデレード，パース，ダーウィン，ホバート，キャンベラ）では，すべて水道水フロリデーションが実施されている．

1）オーストラリア政府保健省（NHMRC）の国立保健医学研究会議のシステマティックレビュー

2007年にフロリデーションの効能と安全性に関するシステマティックレビューを公表して，水道水フロリデーションの項目では，以下のように述べている．「水道水フロリデーションの目的は，歯の健康のために推奨されている至適濃度に天然の含まれるフッ化物濃度を調整することである．」図14にオーストラリアの州や首都のフロリデーションを示す．

2）NHMRCの水道水フロリデーションの推奨

水道水フロリデーションは，地域全体でフッ化物のう蝕予防効果を達成できる最も効果的で社会的に公正な手段である．う蝕の減少と歯のフッ素症の発現を均衡させて，気候を考慮し0.6～1.1 ppmFの範囲で調整することを推奨する．

3）水道水フロリデーションのリスク

(1) 歯のフッ素症

審美的に問題とならない．歯のフッ素症の発現は他のフッ化物製剤の適正な利用で有意に減少する．

(2) 骨への影響

オーストラリアの0.6～1.1 ppmF濃度のフロリデーションでの骨折リスクはなく，他地区に比べてかえって骨折率は低い．

(3) がん

水道水フロリデーションとがんとの関連はない．

また，システマティックレビューの中では，オーストラリアの水道水フロリデーション実施率が2005年で約76％と記載されている．

4）オーストラリア政府保健省

NHMRC（National Health and Medical Research Council）；A Systematic Review of the Efficacy and Safety of Fluoridation, 2007. のURL

http://www.nhmrc.gov.au/publications/synopses/eh41syn.htm

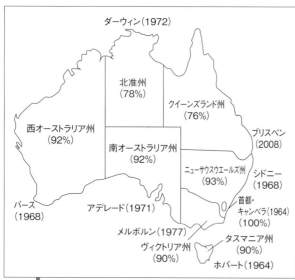

図14 オーストラリアの州別水道水フロリデーションの普及状況（2017年2月）と主要都市におけるフロリデーション開始年

NPO法人日本フッ化物むし歯予防協会 編：オーストラリアにおける水道水フロリデーション—公共政策として推奨声明と科学的根拠，21頁，（一財）口腔保健協会，2019．

⑩ 韓国の水道水フロリデーションの普及状況

● ― 1) 韓国の水道水フロリデーションの発端

1977年12月，保健福祉家族部の申鉉碻（Shin, Hyun-Hwak）長官が，自分の歯の補綴治療をうけるためにソウル大附属病院補綴科で 金光男（Kim Kwang-Nam）教授に「むし歯の予防における一番いい方法は何ですか？」と尋ねた．金教授は「水道水フロリデーションが一番です」と答えた．治療後に申長官は執務室に戻って即刻，当時の医政局長に「むし歯の予防のために，水道水中のフッ化物を調整しよう」と指示した．翌年に水道水フロリデーションの準備のために保健福祉家族部内に口腔保健事業協議会という諮問委員会が組織された．

● ― 2) 最初の水道水フロリデーション

1981年韓国の南部の港口鎮海市と，1982年韓国の中部の清州市で最初に水道水フッ化物濃度の調整が行われた．水道水フッ化物濃度は0.8 ppmで，米国から輸入したフッ化物濃度調整機にフッ化ナトリウム（NaF）を使用して濃度調整した．

● ― 3) 全国への拡大と課題

1989年予防を基本に考える若い歯科医師達によって，健康社会のための歯科医師会（Dentists' Association for Healthy Society）が設立された．1990年代には全国的な拡大が加速して，2001年の時点では全国31地域36浄水場の443万人にフッ化物を調整した水道水を供給した．しかしながら，1990年代後半から極端な主張を行う環境原理主義者の台頭で水道水フロリデーション反対の時期となった．そのため，地方議会の議員に動揺が起こり，1999年から市議会がフッ化物購入費を削減する地域が出てきた．2007年には229万人まで減少したが，国民への啓発運動と政府の補助金の増額施策も功を奏して，ここ2年間は増加に転じた．2012年10月には，韓国で人口3位の仁川市で開始されたが，当市で中断したために2015年10月現在240万人（総人口の4.8%）が水道水フロリデーションの恩恵に浴している（図15, 16）．

● ― 4) 関連の法律

水道水フロリデーションは，1995年1月5日国会で議決された法律第4914号 国民健康増進法に規定されている．水道水に対するフッ化物調整事業は国家と地方自治団体が，国民の口腔疾患の予防と口腔健康の増進のために行う事業の一つである．

2000年初めに制定された「口腔保健法」に，水道水フロリデーション事業の条項が明記されている．

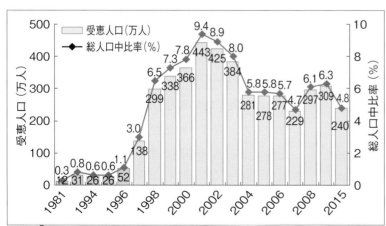

図15 韓国の水道水フロリデーション受恵人口と総人口中での割合（%）

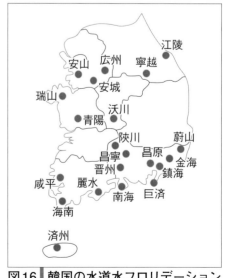

図16 韓国の水道水フロリデーション実施地域（2015）

⑪ 日本における過去のフロリデーション（水道水フッ化物濃度調整）の実績

現在，フロリデーションはわが国で実施されていない．しかし，いくつかの在日米軍基地内でフロリデーションは実施されている．基地内で生活する人々は，米国人でも日本人でも同様に適切なフッ化物濃度に調整された水道水を利用している．わが国においては，3カ所でフロリデーションの実施経験があり，中断された歴史がある（図17）．

わが国で最初の実施地域は，京都山科地区である．1952年から13年間実施されて，フッ化物濃度は0.6 ppmに調整された．これは，京都大学医学部美濃口玄教授のグループによるものであり，厚生省（現厚生労働省），文部省（現文部科学省）からの補助金によって試験的に行われた．歯，全身の調査，さらには水道工学関係の調査などが詳細に行われ，

① う蝕予防効果としては，7～12歳児の平均DMFTは40～50％の減少率であったこと
② 白濁斑については，対照地区との間に差がなかったこと

が報告されている．フッ化物濃度が0.6 ppmであり，京都の気候では，適正値より低かったものと考えられ，う蝕予防効果は諸外国の成績に比べて低い結果となっている．

これらの肯定的な結果にもかかわらず，フロリデーションは13年後に中断した．その主な理由は，事業が10～15年の期限つきの委託研究であったこと，給水量拡大に伴って，他浄水場より一部給水が行われるようになり，調査の継続性が失われてしまったことがあげられる．

2カ所目は，米軍統治下の沖縄本島である．1957年に本島のコザ，天願，知念浄水場で開始され，1958年に興座，1968年に石川，登川，泊の各浄水場で開始された．気温の変動を考慮し，フッ化物濃度は米軍管理下の6浄水場では0.7～1.0 ppm，独自に管理

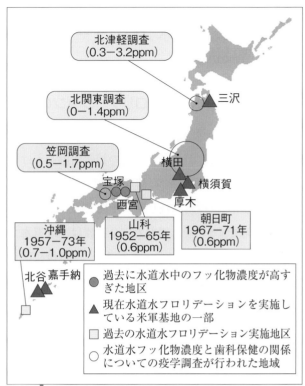

図17　日本の水道水フロリデーションの歴史・現状

していた泊浄水場では0.3～0.6 ppmに調整された．一時期においては，19市町村の約50万人の住民が調整された水道水を利用していた．しかしながら，沖縄の日本返還を機に1971～1973年にかけて中断された．開始時期の差からフロリデーションの経験年数は，3年から15年と異なっている．

う蝕予防効果としては，

① 中断5年後の調査では，フロリデーション地区の13歳児の平均DMFTは3.66であり，対照地区の7.68に比べて有意に低いこと
② 中断13年後の成人（平均年齢21歳）の調査では，出生時から7，8歳までに受けたフロリデーションのう蝕予防効果はDMFTの比較から認められなかった．重症う蝕と喪失歯における対照群との比較では82％の予防効果が認められたこと

が報告されている．

3カ所目の実施地域は，三重県歯科医師会の積極的な協力のもと，1967年11月より三重県朝日町において，フッ化物濃度0.6 ppmに調整し，実施された．し

かしながら，1971年9月に中断された．フロリデーション期間がわずか3年半と短期であったため，う蝕予防効果は確認できていない．中断理由は水源変更に伴う浄水場拡張によるものである．

今後のフロリデーションの動きとしては，2000年に当時の厚生省，日本歯科医師会から，自治体での合意が得られればフロリデーションを支援するという見解が出されている．それを受け，数カ所の地域で具体的な実施のための取り組みが開始されている．フロリデーションは，公衆衛生的に有意な特徴をもっており，身体の不自由な人や，幼児から高齢者まで，誰もが小さな努力で確かな効果が得られる方法である．早急なフロリデーションの再開と開始が待たれる．

12 フロリデーション装置のしくみ

ここで，フロリデーション装置について概説する．フッ化物濃度の調整は，濾過，塩素消毒が終了した段階で行われることがほとんどである（**図18**）．フッ化物は液体あるいは溶液として，水道の供給系に適正な濃度になるように調整される．フロリデーション装置のシステムとしては，使用するフッ化物（粉末・粒子または溶液）の種類から3つに大別される．それら三種の方式は主に人口規模によって使い分けられており，各特徴について比較した一覧を**表8**に示す．

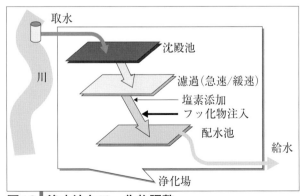

図18 浄水法とフッ化物調整

①飽和溶液注入方式

水道水本管に添加するフッ化物として，フッ化ナトリウム飽和溶液を用いる方式である．溶液が中性で扱いが楽な利点がある．また飽和溶液が一定濃度（4% NaF）であることから，NaF粉末の定量作業は不要である．事前工程となる飽和溶液作成方法として手動と自動の2つの方式がある．手動式ではNaF粉末の投入，混和槽での撹拌，飽和溶液抽出まですべての工程に人手がかかる．一方自動式では，特徴的な装置：サチュレータ（**図19**）を用い，人手はNaF粒子をこの装置に投入する作業に限られる．ここで，本サチュレータの特徴を紹介する．タンクの底部に水分配器が付属しており，ここに無数のスリットがきざまれている．水分配器を覆うように未溶解のフッ化ナトリウムがタンクの底部に十分に存在していれば，上部の配管から水が一定加圧のもと挿入されるとスリットから水が漏出され，フッ化ナトリウム層の間をゆっくりと上昇し，上澄みとして4%のフッ化ナトリウム飽和溶液がタンク上部に得られるしくみである．

これら既存の飽和溶液生成方式では，上澄み液ができる自然現象をゆっくり待って行うため，処理速度が遅く，対応できる人口規模が小さいという難点があった．そこで対応人口規模を拡大するため，日本で新しく「パワーサチュレータ」が開発され，今後の活用が期待されている．本装置では，撹拌・分離（飽和溶液の抽出）・循環（未溶解NaF粒子の再利用）の三機能を持った電動装置で，小型で高機能を有しており，本体が200L容積の規模の場合，飽和溶液作成速度は既存装置の約20倍（飽和溶液1t/日）で，約人口10万人規模の地域に対応できると見積もられている．

②乾燥フッ化物添加方式

これは，計量器付きのドライフィーダ（粉末状のフッ化物を送入する装置）で，単位時間（排水量）当たりのフッ化物量を溶解槽（ソリューションタンク）に投入，撹拌機で溶解した後，このフッ化物溶液を重力作用で水道水本管に注入する方式である．5,000人から5万人の中規模な地域に適しているが，装置の規

第2章 ◆ フッ化物関連資料

表8 水道水フロリデーション方式とフッ化物の種類

方式		飽和溶液注方式			乾燥フッ化物添加方式	酸性フッ化物溶液注入方式
		手動	既存サチュレータ	新型サチュレータ*		
フッ化物	フッ化物名	フッ化ナトリウム（NaF）			ケイフッ化ナトリウム（Na_2SiF_6）	ケイフッ化水素酸（H_2SiF_6）
	フッ化物性状	粉末または粒子		粒子	粉末	溶液
	酸性度	中性			酸性	酸性
添加溶液前処理	設備	ポリ製容器	既存自動サチュレータ	パワーサチュレータ*	・自動計量付ドライフィーダー ・撹拌溶解槽	（既成のフッ化物溶液を直接利用するので前処理は不要）
	処理工程	手動で飽和溶液作成	上澄み方式の自動サチュレータで飽和溶液作成	電動の自動サチュレータによって飽和溶液作成	自動計量器（重量秤または容積秤）を用い，排水量当たりのフッ化物を撹拌槽に水と共に投入し，十分に溶解したフッ化物溶液を作成	
配水管への注入添加		飽和溶液をメータリング・ポンプで注入添加			十分に溶解されたフッ化物溶液をメータリングポンプで注入添加	既成のフッ化物溶液をメータリングポンプで注入添加
対応可能人口規模**		小規模（500人以下）	小規模（5000人以下）	小〜中規模（10万人/本体容積200L）	中〜大規模	中〜大規模
処理速度上限		飽和溶液生成速度：約50L/日	飽和溶液生成速度：約500L/日	飽和溶液生成速度：約1t/日	装置を大型化すれば上限なし	装置を大型化すれば上限なし
特徴・問題点		手作業のため，人件費がかさむ	上澄み液ができる自然現象に依存する方式であるため，処理速度が遅い	小型で高機能装置，安全管理のための設備容易	湿度が高いと粉末が固形化するため，フッ化物の自動計量が不正確になりやすい	酸性フッ化物溶液保管タンクの厳重安全管理（大型保管タンクと一日量のデイタンク），浄水場内ではアルカリ剤シャワーの設置が必要

*：日本で新開発された電動の自動装置で，撹拌・分離・循環機能を備えており，今後実用化が期待されている．

**：資料によりまちまちで，人口数で表すこと困難．

模を拡大すれば大規模の人口規模にも対応できる．

フッ化物（粉末）の計量方法として，重力計量式と容積計量式があります．このうち，一般的に用いられている容積計量式について**図20**で説明する．ホッパー（供給タンク）内に粉末状フッ化物が入れられている．時間単位の排水量に比例された回転数でスクリューが作動しており，スクリュー移送部を通って先端部が撹拌槽に繋がり，フッ化物が混和槽内に一定の割合で投入されるようになっている．シンプルな装置で済むが，本システムでは浄水場内の湿度が高

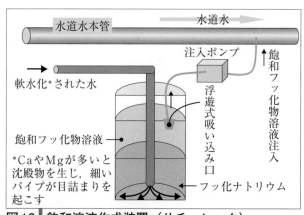

図19 飽和溶液作成装置（サチュレータ）

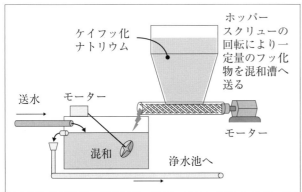

図20 容積計量式乾燥フッ化物送入装置（ドライフィーダ）

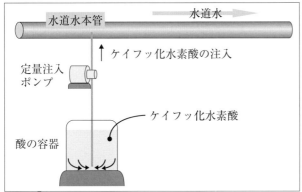

図21 酸性フッ化物溶液注入装置

いと，フッ化物粉末が固形化するためフッ化物の自動計量が不正確になりやすいという難点がある．

③酸性フッ化物溶液注入方式

企業から購入した既成のフッ化物，ケイフッ化水素酸溶液を直接に利用する方式（図21）である．中規模，大規模の人口地域に適している．本装置は事前のフッ化物調整が不要で低コストであり，人手の最も少ない方式である．米国で最も広く使われており，約6割の浄水場でこの酸性フッ化物溶液注入方式が採用されている．大規模な浄水場ではケイフッ化水素酸溶液を貯蔵するための大容量タンクが設置され，さらに一日に必要な容量に限って分配貯蔵する小さなデイタンクを組み入れている．酸性フッ化物溶液保管タンクの厳重な安全管理と浄水場内にアルカリ剤シャワーの設置が必要である．

なお，図18～21の参考文献は[20]である．

13 Q&A

Q1 新聞などで，有害記事を見かけるのですが，心配，不安です．どうなのでしょうか．

A1 水道水フロリデーションの安全性・有効性に関しては，膨大な数の科学的な根拠によって証明されています．

テレビや新聞等のマスコミの情報はわかりやすく興味深く報道されるものの，一方で誤解を招きやすいことがあります．この要因として，自らが実態把握に取り組んでいない担当者（記者）が，狭視眼の専門家（フッ化物応用に対する科学的根拠を拒否し，フッ化物の利用をきちんと勉強しない一見「科学者」のふりをする人たち）から得た情報をもとに，限られた時間や紙面の中で，興味を引くテクニックで示すことがあげられます．水道水フロリデーションに関しての有害記事の多くは，これに該当するものといえます．マスコミ情報の限界や危険性を十分に踏まえることが必要といえます．

住民の不安の原因は「知らない」ことです．一方，「情報の氾濫」は「適切な情報の供給」にはなりません．必要な情報の不足によって不安と心配が引き起こされるものと考えられます．水道水フロリデーション推進に関して，正確な情報提供は，国，地方自治体等の行政ならびに歯科専門家の役割であり，「住民の質問に答える」ということ，つまり，具体的でわかりやすい情報提供により，住民自身が気軽に質問できる環境整備が重要です．

Q2 むし歯が減っている現状にあっても水道水フロリデーションは必要ですか.

A2 わが国ではむし歯に悩んでいる人の割合はいまだ多く，水道水フロリデーションは地域全体における人達の歯の健康づくりに必要です．

確かに子どものむし歯は以前に比較すると減少傾向にありますが，国民1人当たりのむし歯経験歯数は依然として増加しています（平成23年歯科疾患実態調査）．また，重症なむし歯をもつ子ども達は一部に限られてきてはいるものの，むし歯をもつ子どもの割合（平成23年歯科疾患実態調査）は，5歳児（乳歯＋永久歯）で50.0％，12歳児（永久歯のみ）で45.9％とまだまだ高い結果です．このことからも，個人的に取り組む予防方法に加えて，地域全体の問題としてみんなで取り組む予防方法も求められるのです．

さらに，成人期には，歯ぐきの病気が進むと歯根が露出するようになります．そのような場合，あらたに露出した歯根面のむし歯予防が課題として加わります．この歯根面のむし歯についてみると，水道水フロリデーション地区に住んでいる人々では少ないことが報告されています．

乳歯のむし歯予防から歯根面のむし歯予防まで，つまり乳幼児から大人まで，すべての人々が等しく歯の健康を獲得できるのが水道水フロリデーションです．

Q3 「個人で選択ができない水道水をむし歯予防に利用すべきではない」という意見をどう考えますか.

A3 歯の健康も公共の福祉に関する課題です．よって，水道水フロリデーションを地域で選択する場合，「私権は公共の福祉に遵う」（民法第1条），との考え方に準拠すべきでしょう．

水道水フロリデーションは，むし歯予防の必要性の高いすべての人達（低年齢児，障害者，高齢者，低所得者層など）を含んで全員がフッ化物の恩恵を受けることができる最善の方法であり，公共の福祉に合致するものと考えます．

「個人で選択ができない」と主張する人は，水道水フロリデーションの実施を望む人達の意見をも尊重しなければならないでしょう．実施を望む人と望まない人，それぞれの個人の選択において，地域全体としてどちらを選ぶかということが問題になります．「一人ひとりの人権を守ることは，いつでも個人の自由を許すことと同義ではありません．地域単位の意思決定にあたり，すべての人々に選択の権利を平等に与えること，それが人権を守ることである．」という概念が形成される必要があります．そして，一定のルールに基づいて地域の意思をいずれかに決定したならば，これに遵（したが）うということが社会のルールでもあります．それでもその決定がいやだという主張は個人のわがままになります．民法第1条には「私権は公共の福祉に遵う」ものとされています．

Q4 なぜ，国は合併問題のように強力に水道水フロリデーションを推し進めないのでしょうか．

A4 国や地域によっては，法律で自動的に水道水フロリデーションを行っているところもあります．また，地域の自由を尊重して地域議会にその採択を任せているところもあります．

水道水の塩素処理は，ご存知のように法律によって水の消毒のため塩素添加が義務づけられています．これは，水系伝染病の予防のためで公衆衛生上必要だからです．しかし，むし歯はその高い罹患率のため公衆衛生上，重要な疾患ではありますが伝染病ではありません．そのため，水道水フロリデーションの導入は地域行政の自由を尊重して地方自治体にその採用する権限を与えている例が多いのです．地域ごとに検討して民主的に地域が裁量する権利を与えるというのも賢明な方法であろうと考えます．

なお，米国では，州ごとに異なり，カリフォルニア州等の10州は州法によって，水道水フロリデーションが義務づけられていますし，その他の州では市町村によってさまざまで，その自由裁量権が認められています．そして，今のわが国では，国はその施策の大要を定め，国の施策が及びにくい住民への細やかなサービスなどは，地方の自治に任せるようになってきています．そのような状況のなかで，水道水フロリデーションは国の力で強力に推し進める課題ではなく，各地方に任された住民への福祉サービスの課題の一つであろうと思われます．

Q5 水道水フロリデーションが日本で普及していない理由は何ですか．

A5 国民が水道水フロリデーションについて，知らされてこなかったことがあげられます．

第一に水道水フロリデーションの有効性・安全性に関する解説が世間に広まらないできました．WHOを含む世界の150を超す医学保健専門機関が一貫して，水道水フロリデーションを推奨していること等の紹介が不足していました．また反対論の誤りをわかりやすく解説する等の努力が不十分であったと思われます．

次に，水道水は地域住民共通のものであり，フロリデーションによる水道水は飲みたくないとする人の権利はどうするのか，といった社会的な問題も本方法の実現を困難にしてきたと思われます．また，本来，フッ化物応用を積極的に推進してしかるべき学会等の学術団体による支援態勢が脆弱であったことも，行政や歯科医師会の消極的姿勢を生む要因となってきたものと考察されます．

しかし，1999年，日本歯科医学会がフッ化物応用法を科学的根拠のある方法として認め，2000年，日本歯科医師会と厚生省（現厚生労働省）もこれに追随し，水道水フロリデーションを実施したいとの住民合意が得られた場合，技術支援に応ずるとの声明を発表したことは画期的な進展といえます．

(沖縄県具志川村・沖縄県歯科医師会：フロリデーション問答集，2002より抜粋)

Q6 なぜ先進国である日本が米国から50年も遅れているのですか．

A6 その理由はいくつかありますが，主な理由としては次のようなことが考えられます．

一つ目には，日本の急成長期にむし歯も急増し，当時の歯科医師たちは，あふれるむし歯を治療することに追われて，予防を考えるゆとりはありませんでした．この時代の「治療第一」という意識が人々にも，また歯科医師にも広く定着しました．

二つ目には，フッ化物利用と公害問題とを一緒にしてしまった影響があります．日本は経済的に急成長したものの，生活環境よりも経済発展を優先させたために，各地で公害が多発し，人々の生活環境に大きな影響を及ぼしました．その中で，フッ化物が公害物質だと誤って認識され，その利用を遅らせてしまいました．

三つ目が最も大きな原因ですが，日本の健康保険制度があげられます．日本の保険制度は，治療をしないと収入が得られず，予防は保険適用外で収入につながりません．この仕組みのために，多くの歯科医師たちは予防に対する姿勢がきわめて消極的で，むし歯を予防するためにフッ化物の応用についての情報提供をあまりしてこなかったことがあげられます．

以上のようにいろいろな要因が重なって，日本は予防よりも治療優先の国になってしまいました．残念なことに，日本は経済的には先進国ですが，むし歯予防については後進国という国際的評価を受けています．

京都山科地区住民は水道水フロリデーションの継続を望んでいた

1952年に京都山科地区で0.6 ppmFでフロリデーションが開始された（68頁参照）．山科では水道水フロリデーションに対する住民の関心度についての調査が行われている．山科地区1965年新入生児童の保護者899名に質問票を配付して，816名（90.7％）から回答を得たところ，圧倒的に水道水フロリデーションの継続・実施を支持する回答が多かった．

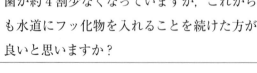

問　山科では水道水フロリデーションでむし歯が約4割少なくなっていますが，これからも水道にフッ化物を入れることを続けた方が良いと思いますか？

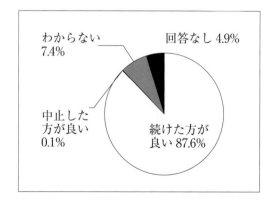

結果を図に示す．

（小野尊睦：山科地区弗化物添加12ケ年の成績．京大口科紀要，6巻，1号，3〜16頁，1966.）

V フッ化物応用とリスク認知

有効でかつ安全であるとする新たな事象が，個人あるいは集団や地域に導入が図られて利用される場合，関係者として「すすめる側」と「受け入れる側」が存在し，この両者の相互作用の結果として導入，あるいは利用されるか否かが決まる．しかし，最終的な決定権は「受け入れる側」にある．この意志決定にベネフィット認知やリスク認知の程度が大きく影響していることが知られている[1,2]．

フッ化物応用の「受け入れる側」として，フッ化物配合歯磨剤・歯面塗布は個人，フッ化物洗口については家庭実施は個人，園・小学校等での実施は集団，フロリデーションは地域全体である．この順に意思決定も複雑化することが予想される（図22）．

● 1) 一般の人々のリスク認知

Slovicは，一般の人の考えるリスクが，専門家の考えるリスク（＝被害の大きさ×その生起確率）と大きく異なっていることを明らかにしている．さらに一般の人々が，各種の事象に対して，どの程度のリスクを抱いているかのリスク認知調査を行っている．具体的には，81事象を対象として質問紙法による調査を行い，一般の人々のリスク認知は「Dread：恐ろしさ」と「Unknown：未知性」から構成されていることを報告した．また，リスク認知地図上で，感じているリスクの大きさの比較を行っている．この中に事象

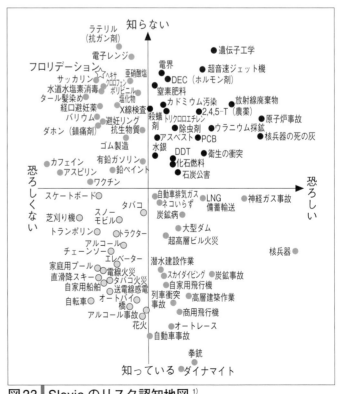

図23 Slovicのリスク認知地図[1]

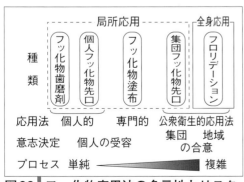

図22 フッ化物応用法の多元性とリスク認知および意思決定概念図

の1つとしてフロリデーションも含まれており，「恐ろしさ」は低いものの「未知性」が高いことがわかった（図23）[1]．

筆者ら[3]は，10県の30歳代の子をもつ母親を対象に各種フッ化物応用法を対象事象として同様の調査をweb上で行い（図24a），背景因子として「恐怖感」「持っている情報量」の2つを得た．「恐怖感」はSlovicらの「恐ろしさ」であり，「持っている情報量」も「未知性」の裏返しであった．

リスク認知地図上で，フッ化物応用は第2象限で縦に並び「恐怖感」についてはバラツキが少なかったが，「持っている情報量」ではフロリデーションが最も高い位置（情報量が少ない）にあり，次いで洗口，さらにその下のほぼ同じ場所に歯磨剤，塗布が位置していた（図24a）．フロリデーションはSlovicの調査結果とほぼ同じ位置にあった（図23，図24a）．

米国でもフロリデーションの導入にリスク認知の程度が影響していることが確認されており，情報の送り手として歯科医師，保健行政関係者の役割が大きいとまとめられている[4]．また，リスク認知，ベネフィット認知の両方を調べた調査[2]では，フロリデーションのリスク認知とベネフィット認知の関係はr＝－0.52で，同時に調べた40事象中最も強い関係を示していた．すなわち，フロリデーションが効果的で有益であると認知するものほどリスクが小さいと認知していることになる．

●── 2）フッ化物応用法の導入・普及に向けて

フッ化物応用法の導入・普及において，危険性が高いとイメージするリスク認知を低下させることは重要である．リスクに関する前述の既存調査，研究結果を参考にすると，フッ化物応用の導入・普及の要点は以下の3つに絞られる．

①フッ化物に慣れ親しんでもらう（未知性対策）
②具体的な反対論があれば解説（恐ろしさ対策）
③効果，有効性のPR（ベネフィット認知対策）

これらの対策については，「すすめる側」から「受

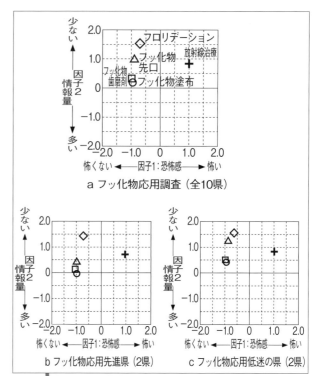

図24 各種フッ化物応用法のリスク認知地図[3]

け入れる側」への一方通行で行うのではなく，「受け入れる側」の認知状況に重きを置いた双方向型のリスクコミュニケーション[5]として行うことが効果的である．

（1）未知性対策

フッ化物のことをよく知ってもらい，慣れ親しんでもらう．図24b, cのフッ化物応用の進んだ県と未だ普及が低迷している県との比較で，普及した県においてフロリデーション以外のフッ化物応用法の「情報量」が多く，低迷している県との間に差がみられるが，フロリデーションに関しては差がない．フッ化物応用先進県でさえ，フロリデーションに関する情報は少ないようである．フッ化物応用法を解説，PRする際には，必ずフロリデーションのことも加えて，未知性を下げていただきたい．

（2）恐ろしさ対策

反対論がパンフレットや，インターネット上で展開されている．がん，ダウン症など具体的なものが出てきた際には，日本むし歯予防フッ素推進会議[6]などが用意している各種反対論Q&Aを利用して解説し，恐

怖感を下げていただきたい．

(3) ベネフィット認知対策

フッ化物利用の効果，有効性の理解を深めることが有効である．フッ化物応用法の効果については，データが多数揃っている．これらをわかりやすく説明し，理解を得る．効果も身近なものほど親しみがあり，理解も進むので，近隣の施設，地域のデータの利用をおすすめする．

引用文献

1) Slovic, P.：Perception of risk, Science 236：280～285, 1987.
2) Starr, C.：Social benefit versus technological risk, Science 165：1232～1238, 1969.
3) 筒井昭仁，安藤雄一：ウェブ調査（web-based survey）によるフッ化物応用に関するリスク認知，口腔衛生会誌 60（2）：2010.（印刷中）
4) Neenan, M.E.：Obstacles to extending fluoridation in the United States, Community Dent Health 13 Suppl 2：10～20, 1996.
5) 吉川肇子：リスクとつきあう，有斐閣，東京，2000.
6) 日本むし歯予防フッ素推進会議ホームページ：http://www.nponitif.jp/

VI 健康格差とフッ化物の利用 健康の社会的決定要因

健康の社会的決定要因は，健康格差，すなわち，「国家間・国内間でみられる，不平等で避けられる健康の差異」の最も大きな原因である[1]．健康の社会的決定要因とは，人が生まれ，育ち，暮らし，働き，年をとる環境で，保険医療制度も含む．海外だけでなく日本国内の調査においても，歯科疾患の社会的決定要因による健康格差の存在が示されている[2~4]．

●——1) 歯科疾患の健康格差と社会的決定要因

図25は，3歳児でう蝕経験を有する者の割合を市町村単位で示した，う蝕有病者率の地図である（少人口市町村における％の過大な変動を，経験的ベイズ推定値で調整している）[2]．この地域格差の原因を市町村単位で分析すると，人口当たり歯科医師数等の歯科関連指標はほとんど関連していなかった．一方，高学歴者の住む割合が最も大きな寄与をしており，この値が高いほど，う蝕有病者率が低かった．また安藤らは学齢期の児童のう蝕が，農村部より都市部で少ないことを示している[3]．

歯周疾患の健康格差も存在する．Moritaらの報告によると，成人男性の歯周疾患（CPIコード3・4）の有病率が職業階層で異なり，年齢や喫煙，糖尿病の既往を考慮しても，専門職に比べ運転手で2倍リスクが高かった[4]．

●——2) 社会的決定要因が健康を左右するメカニズム

Sissonは社会的決定要因が口腔の健康に影響する4つの説明モデルを提案している[5]．

第1の物質主義（Materialist）モデルでは，社会経済状態や社会的地位により，健康によい食物や医療の入手のしやすさが異なるというものである．

第2の文化・行動モデルでは，保健行動や文化の中での行動が社会階層により異なり，健康格差を引き起こすというモデルである．喫煙率の高い学校や職場に所属すれば，喫煙をする可能性は高くなるだろう．経済的に非常に苦しいため，子どもに歯磨きをしてあげる時間も十分に取りにくい家庭では，知識を十分に持っていても保健行動が伴い難いかもしれない．

第3の心理社会的ストレスモデルでは，社会階層の低い人々ではさまざまなストレスが多くその生理的メカニズムにより発病が増える「直接作用」と，喫煙や飲酒，甘い食べ物が増加することで病気が増える「間接作用」が提案されている．

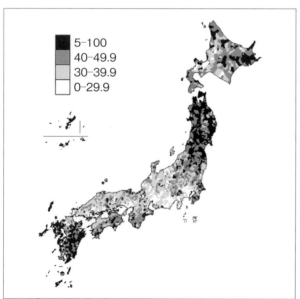

図25 3歳児う蝕有病者率の疾病地図（2000年，経験的ベイズ推定値）

（Aida, 他：Caries Research, 2006より．一部改変）

学校でのフッ化物洗口の地域格差の縮小効果

Matsuyama Y, Aida J, Taura K, Kimoto K, Ando Y, Aoyama H, Morita M, Ito K, Koyama S, Hase A, Tsuboya T and Osaka K.
School-based fluoride mouthrinse program dissemination associated with decreasing dental caries inequalities between Japanese prefectures: an ecological study. Journal of Epidemiology. 2016.［出版準備中，電子出版済み］

http://www.jstage.jst.go.jp/browse/jea/advpub/0/_contents

　子どものう蝕の多さは都道府県で異なる．学校でのフッ化物洗口は，家庭の環境や社会経済状態によらず，あらゆる子どもがフッ化物のう蝕予防の恩恵をうけることができる，優れたポピュレーションアプローチである．佐賀県や新潟県など，学校でのフッ化物洗口が広く普及している都道府県では，3歳児に比べ，12歳児のう蝕の都道府県順位が大きく改善しているが，日本むし歯予防フッ素推進会議のデータを使用した研究によりその統計学的有意差が検証され，学術論文が出版された．フッ化物配合歯磨剤が広く普及した今日においても，学校でのフッ化物洗口（保育園，幼稚園を含む）は子どものう蝕を予防し，さらにう蝕の地域格差を減らしているのである．

　研究では，都道府県単位で集計されたデータを使用し，1994年から2000年までに生まれた子どもの，6歳児の学校でのフッ化物洗口の普及率と，3歳児の1人平均う蝕本数，県民平均所得，砂糖消費量，フッ化物配合歯磨剤消費量，歯科医師密度と，12歳児の1人平均う蝕本数の関係を分析した．その結果，学校でのフッ化物洗口が1%普及するごとに，12歳児1人平均う蝕が0.011本減少していた．「1人平均0.011本の減少」は一見小さいようにも見えるが，これは全国の12歳児の13,144本のう蝕を予防することに相当する．学校でのフッ化物洗口の普及が高いほど12歳児1人平均う蝕が大きく減少するという，量反応関係も認められた（図）．さらに，都道府県間のう蝕の差のうち，25.2%が学校でのフッ化物洗口により説明された．これは，1994年から2000年の間にみられた，う蝕の都道府県格差の4分の1が，学校でのフッ化物洗口の普及率の差によるものだということを示す．学校でのフッ化物洗口のう蝕予防効果は，3歳児う蝕が多い都道府県ほど大きく，学校でのフッ化物洗口によりう蝕の地域格差を縮小できることが示された．

　歯科医院でのブラッシング指導や，健康教育などの個人への介入は，大切なう蝕予防のアプローチではある．しかし，う蝕が多い家庭の子どもは，貧困や親の多忙や祖父母の行動などの様々な環境のため，「知識があっても行動にうつすのが難しい」状況に置かれていることが多く，指導や健康教育の効果が届きにくい．学校でのフッ化物応用は，家庭環境に関わらず，あらゆる子どもに対してう蝕予防効果を発揮していることが今回の研究から示唆された．地域や社会経済状態によるう蝕の健康格差縮小のために，学校でのフッ化物洗口のさらなる普及が望まれる．

≪本記事の図と，研究の概要をふくむプレスリリースを，次のURLからダウンロードできます．
http://www.dent.tohoku.ac.jp/news/view.html#!298 ≫

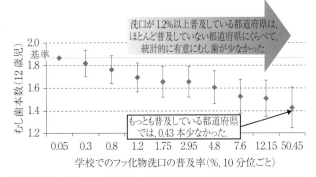

図　学校でのフッ化物洗口の普及率と12歳児むし歯の減少

第4のライフコースモデルは，健康に影響する要因が人生を通じて蓄積されていき，後の健康や疾病として現れてくるというモデルである．歯科分野でも幼少期に健康なほど将来も健康であるという報告が多い．

●──3）逆転するケアの法則

健康格差は個人だけではなく社会環境の影響を受けているため，健康教育や無作為化比較試験による「個人への臨床的効果」の確認された介入を用いたとしても，個人を変えようとするだけでは克服することができない．歯科健診が無料の地域でも受診率に格差が存在して，受診しない人は社会経済的に困窮している人々に多いことが知られている．イギリスで5歳児を対象にして行われた歯科保健教育による介入では，富裕層でのみ改善が認められ，低所得者層では改善が認められなかった[6]．

個人への介入は結果として，いろいろな余裕がある人の健康は改善するが，余裕がない人の健康の改善にはつながりにくく，格差を拡大するのである．このような現象は「逆転するケア（予防）の法則」（Inverse care law/Inverse prevention law）と呼ばれている．

●──4）健康格差の解消へ

健康格差を縮小するには，人々全体に影響を与える，社会的決定要因への介入が必要となる．例えば，タバコの値段を上げたり，禁煙スペースを増やすことは，社会環境へのアプローチのひとつである．たばこの健康への悪影響を知っているにも関わらず，周囲の人々のすすめで喫煙を開始してしまう若者も，値段が高ければ思いとどまる可能性がある．そして周囲の人々がそもそも喫煙をしていない可能性も高くなるであろう．

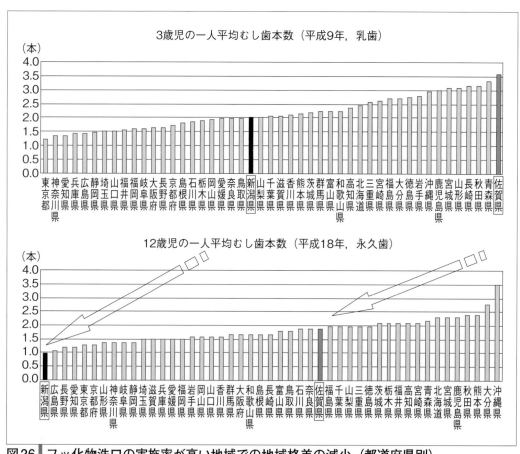

図26　フッ化物洗口の実施率が高い地域での地域格差の減少（都道府県別）

歯科保健に関しては，フッ化物洗口やフロリデーションが，社会環境を変えて集団全体に影響を与えるアプローチとして存在する．家庭でのフッ化物洗口をすすめても，何年も継続して実施するのは難しいことが多い．特に生活に余裕がない家庭である（そして，こうした人々がう蝕のハイリスク者であることが多い）．しかし，学校で実施すれば，家庭で十分な保健行動をとる余裕がない子どもたちにも恩恵がある．実際に平成9年の3歳児のう蝕本数と，9年後の12歳児のう蝕本数の都道府県別の順位を比較すると，3歳児で最下位だが小学校でのフッ化物洗口が普及している佐賀県は，12歳児で29位と大幅に上がっている．3歳児で22位の新潟県は，12歳児でトップに躍り出ており，これは何年も続いている（図26）．

フッ化物配合歯磨剤やフッ化物塗布という主に個人でのフッ化物応用が普及していても，学校という社会環境の中でフッ化物洗口を実施する効果は大きいのである（79頁のコラム参照）．

●—5）社会的決定要因への働きかけ

社会的決定要因に働きかけるには，保健医療だけでなくさまざまな部門の協力が必要である．学校でのフッ化物洗口には教育部門の理解と協力が欠かせない．こうした部門との協力や，反対する部門との調停（mediate）をすすめることは，ヘルスプロモーションの戦略ひとつとしてオタワ憲章にも明記されている．

また，社会的決定要因への働きかけは，個人ではなく集団への働きかけとなる．そのため，合意形成が個人へのやり方と異なる．個人へのインフォームドコンセントは，治療方法の選択肢をすべて説明の上，資源の折り合いがつく中で，患者個人の決定を尊重する．集団へのインフォームドコンセントは，対策の選択肢をすべて社会に説明の上，資源の折り合いがつく中で，住民投票や議会による決定が行われる．社会への対策ゆえ，住民全員が一人残らず賛成するという全体主義的な状況の実現は難しいかもしれない．しかし，住民投票や議会の決定という民主主義

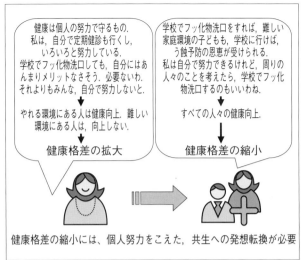

図27　健康を守る，個人の努力と社会の努力

的な意思決定により，社会への対策は行われるのである．

個人の保健行動の改善だけでなく，公衆衛生的な手法の実現のためになる情報提供・保健指導の実施も大切だろう．そしてこれは，個人の努力だけで健康を守ることから，共生の理念に富んだ，自分だけでなく他人の健康も社会で守る方策の実現に繋がるだろう（図27）．

引用文献

1) WHO：Social determinants of health, http://www.who.int/social_determinants/en/
2) Aida, J., Ando, Y., Aoyama, H., Tango, T., Morita, M.：An ecological study on the association of public dental health activities and socio-demographic characteristics with caries prevalence in Japanese 3-year-old children, Caries Res 40：466〜472, 2006.
3) 安藤雄一，相田　潤：児童・生徒等における健康状態の地域差　平成18年度学校保健統計調査から，ヘルスサイエンス・ヘルスケア 7：108〜114, 2007.
4) Morita. I., Nakagaki, H., Yoshii, S., Tsuboi, S., Hayashizaki, J., Igo, J., Mizuno, K., Sheiham, A.：Gradients in periodontal status in Japanese

employed males, J Clin Periodontol 34：952～956, 2007.
5) Sisson, K.L.：Theoretical explanations for social inequalities in oral health, Community Dent Oral Epidemiol 35：81～88, 2007.
6) Schou, L., Wight, C.：Does dental health education affect inequalities in dental health?, Community Dent Health 11：97～100, 1994.

水道水フロリデーションと健康の公正

Jane C Riley, Michael A Lennon and Roger P Ellwood
The effect of water fluoridation and social inequalities on dental caries in 5-years-old children, Int J Epidemiol, 28(2)：300～305, 1999.

目的：多くの研究によって，水道水フロリデーション（以下，フロリデーション）が劇的にう蝕を減少させることが示されている．しかし，フロリデーションが歯の健康における不平等を縮小させる効果については明らかにされてはいない．本研究では，英国のフロリデーション地区に住む5歳児における家庭の経済状況，う蝕経験を調査して，未実施地区の5歳児と比較して，フロリデーションが社会的な不平等を縮小させるかどうかを調査した．

方法：英国歯科公衆衛生協会の調査（1993～1994年）で得られた5歳児のう蝕経験データである．フロリデーション地区（フッ化物濃度0.7ppm以上，実施後5年以上継続）の7地区（16,663人，121区）および英国内で比較可能な未実施地区の7地区（25,216人，318区）のデータ（①dmft Index，②居住地区のTownsend貧困度：失業率，車の保有率，家族数，借家率の各指数，③飲料水中のフッ化物濃度）について検討された．

結果：家庭の経済状況とフロリデーションとの間で，統計学的に有意な差が認められた（P＜0.001）．つまり，家庭の経済状況およびう蝕との間での社会階級間の係数（傾き）はフロリデーション地区（■）においてはほとんどなく，未実施地区（■）に比較してはるかに低いことを意味する．

結論：フロリデーションは，経済的に豊かな家庭よりも恵まれない家庭において，より多くの乳歯う蝕の減少をもたらした．また，フロリデーションの導入は，歯の健康における不平等を本質的に縮小できることを示唆した（NPO日F会議通信 No.10, 2005）．

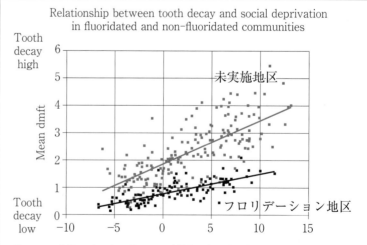

文 献

はじめに：参考文献

1) Page, R. C.（三木靖夫訳）：歯科学研究—歯科臨床への貢献，歯界展望　87（5）：1076～1092，1996.

2) Brathall, D., Hänsel Petersson, G., Sundberg, H.：Reasons for the caries decline：what do the experts believe? Eur J Oral Sci 104：416～422, 1996.

3) Barmes, D. E.：INTERVIEWS ON CURRENT TOPICS　先進国における歯科治療内容は激変した，歯科衛生士　19（2）：78～79，1995.

第1章：参考文献

1) 日本歯磨工業会監修：歯磨剤の科学，第六版，日本歯磨工業会，2013.

2) 田浦勝彦，木本一成，磯崎篤則，田口千恵子，小林清吾：だれにでもできる小さな努力で確かな効果—う蝕予防とフッ化物の応用—，砂書房，東京，2001.

3) 日本口腔衛生学会フッ化物応用委員会訳：米国におけるう蝕の予防とコントロールのためのフッ化物応用に関する推奨（CDC），口腔保健協会，東京，2002.

4) 日本口腔衛生学会フッ化物応用研究委員会編：フッ化物応用と健康—う蝕予防効果と安全性—，口腔保健協会，東京，1998.

5) 一般財団法人日本口腔衛生学会フッ化物応用委員会編：フッ化物応用の科学．口腔保健協会，東京，2010.

6) 高江洲義矩監修：一目でわかる歯科保健統計グラフ2001，ライオン歯科衛生研究所，東京，2001.

7) 公益財団法人ライオン歯科衛生研究所ホームページ：http://www.lion-dent-health.or.jp/basic/basic14.htm

8) フッ化物応用研究会編：う蝕予防のためのフッ化物配合歯磨剤応用マニュアル，社会保険研究所，東京，2006.

9) NPO法人日本むし歯予防フッ素推進会議監修：歯医者に聞きたいフッ素の上手な使い方—お口の健康づくりをすすめるために—，口腔保健協会，東京，2015.

10) 日本歯磨工業会：日本歯磨工業会会員会社歯磨製品（付・歯ブラシ製品）一覧表（平成27年5月），2015.

11) The Oral Health Atlas 2nd Edition：The Challenge of Oral Disease -A Call for Global Action-, WHO, 2015.
http://www.fdiworldental.org/oral-health-atlas

12) Komiyama K, Kimoto K, Taura K, Sakai O：National survey on school-based fluoride mouthrinsing programme in Japan：Regional spread conditions from preschool to junior high school in 2010, Int Dent J 64：127～137, 2013.

13) 日本むし歯予防フッ素推進会議：NPO日F通信，No.49，2014.

14) 日本むし歯予防フッ素推進会議：NPO日F通信，No.52，2015.

15) 日本むし歯予防フッ素推進会議：NPO日F通信，No.54，2016.

16) 総会記録　第64回日本口腔衛生学会・総会　ミニシンポジウムのまとめ　ミニシンポジウム2「学校歯科保健におけるフッ化物応用を考える」，口腔衛生学会雑誌，65：379～380，2015.

◆文献

17) 木本一成, 他：日本における集団応用でのフッ化物洗口に関する実態調査 (2012), 口腔衛生学会雑誌, 63：167～168, 2013.
18) 木本一成, 他：日本における集団応用でのフッ化物洗口に関する実態調査―健康増進計画でのフッ化物洗口策定状況 (2014), 口腔衛生学会雑誌, 65：206, 2015.
19) 木本一成, 他：日本における集団応用でのフッ化物洗口に関する実態調査(2014), 第2報 フッ化物洗口実施状況, 口腔衛生学会雑誌, 66：264, 2016.
20) 新潟県, 新潟県教育委員会, 新潟県歯科医師会, 新潟県歯科保健協会編：フッ化物洗口マニュアル新潟, 2015.
21) 日本歯科医学会フッ化物検討部会：「フッ化物応用についての総合的な見解」に関する答申, 1999.
22) 日本むし歯予防フッ素推進会議：日F会議事務局だより, No.3, 2002.
23) 厚生労働省：平成23年歯科疾患実態調査結果について http://www.mhlw.go.jp/toukei/list/62-17c.html/
24) 小林清吾：口腔疾患の予防, 口腔保健学, 医歯薬出版, 東京, 2001.
25) 新潟県, 新潟県歯科医師会, 新潟県歯科保健協会編：フッ素塗布の手引, 1997.
26) 日本口腔衛生学会・フッ素研究部会編：口腔保健のためのフッ化物応用ガイドブック, 口腔保健協会, 東京, 1994.
27) 熊谷 崇, 熊谷ふじ子, 田浦勝彦：初期齲蝕の診断と処置 シーラントはすべての裂溝に必要か！ 本当の適応症例を見直す, 歯科衛生士 21：18～33, 1997.
28) 小林清吾, 佐久間汐子, 葭原明弘：学童の9割がカリエスフリー―フッ化物洗口とシーラントとの組み合わせ予防―, デンタルハイジーン 16：29～35, 1996.
29) 中垣晴男, 丹羽源男, 神原正樹編著：改訂版臨床家のための口腔衛生学, 永末書店, 2000.
30) Axellsson, P.：臨床予防歯科の実践 第5章 専門家による機械的清掃, エイコー, 83～90, 東京, 1992.
31) Sakuma S, et al.：Fluoride mouth rinsing proficiency of Japanese pre-school aged children, Int Dent J 54：126～130, 2004.
32) 日本口腔衛生学会フッ化物応用研究委員会：就学前からのフッ化物洗口法に関する見解, 口腔衛生会誌 46：116～118, 1996.
33) NPO法人日F会議：フッ化物先口調査 (2014年確定値) と都道府県の施設別実施率. NPO日F通信. No. 52, 1～3, 2015.

第2章：参考文献

1) 日本口腔衛生学会フッ化物応用研究委員会編：フッ化物応用と健康―う蝕予防効果と安全性―, 口腔保健協会, 東京, 1998.
2) 岡田昭五郎, 吉田 茂, 境 脩編：新予防歯科学 上巻 第2版, 医歯薬出版, 東京, 2002.
3) 高江洲義矩, 境 脩監修：フロリデーション問答集―久米島バージョン―, ㈳沖縄県歯科医師会・沖縄県具志川村, 2002.
4) 日本口腔衛生学会フッ化物応用委員会編：米国におけるう蝕の予防とコントロールのためのフッ化物応用に関する推奨 (CDC), 口腔保健協会, 東京, 2002.
5) 田浦勝彦, 木本一成, 磯崎篤則, 田口千恵子, 小林清吾：だれにでもできる小さな努力で確かな効果―う蝕予防とフッ化物の応用―, 砂書房, 東京, 2001.
6) 日本むし歯予防フッ素推進会議：日F会議事務局だより, No.4, 2001.
7) http://www.kenkounippon21.gr.jp/
8) Murray, J.J.：Prevention of oral disease. Oxford University Press, 37～38, Oxford, 3rd ed., 1996.
9) 筒井昭仁：米国の水道水フッ化物添加を中心としたフッ化物利用の歴史と現状―う蝕, 歯のフッ素症の状況に関するレビュー―, 口腔衛生会誌 51：2～19, 2001.

10) 田浦勝彦, 晴佐久悟, 山本武夫, 浪越建男, 互亮子, 田口円裕, 田口千恵子, 千葉順子, 楠本雅子, 境　脩, 金　鎮範：韓国の口腔保健推進への取り組みについて―口腔保健法と地域水道水フッ化物濃度適正化20周年記念から今後のわが国の口腔保健への提言―, 口腔衛生会誌 52：168～174, 2002.
11) Stamm, J. W. and Banting, D.W.：Comparison of root caries prevalence in adults with life-long residence in fluoridated and non-fluoridated communities, J Dent Res 59 (special issue A)：405, 1980.
12) 厚生労働省医政局歯科保健課編：平成11年度歯科疾患実態調査報告, 口腔保健協会, 東京, 2001.
13) FDI：FDI Basic Facts Sheets, 1990.
14) WHO：Fluorides and oral health, WHO Technical Report Series No.846, Geneva, 1994.
15) The British Fluoridation Society, Optimal water fluoridation：Status worldwide. Liverpool ; May 1998.
16) Percentage of U. S. Population on Public Water Supply Systems Receiving Fluoridated Water.
17) http://www2.cdc.gov/nohss/FluoridationV.asp
18) Griffin SO, Gooch BF, Lockwood SA, Tomar SL.：Quantifying the diffused benefit from water fluoridation in the United States, Community Dent Oral Epidemiol 29 (2)：120～129, 2001.
19) ADA：Fluoridation Facts, ADA, Chicago, 1999.
20) 筒井昭仁, 他：フロリデーション（水道水フッ素濃度適正化）PR用ソフト静岡県仕様, 静岡県（8020推進特別事業）, 2003.
21) Reeves, T. G.：Water fluoridaion a manual for engineers and technicians, 100～101, U. S. Department of health & human services, PUBLIC HEALTH SERVICE, CDC, Atlanta, 1986.
22) ADA：Fluoridation Facts, ADA, Chicago, 2005.
23) NPO法人日本むし歯予防フッ素推進会議編：フロリデーション・ファクツ2005―正しい科学に基づく水道水フッ化物濃度調整―, 口腔保健協会, 東京, 2006.
24) Dean, H. T.：Classification of mottled enamel diagnosis. JADA 21：1421～1427, 1934.
25) 筒井昭仁, 他：飲料水中フッ素濃度と歯牙フッ素症および非フッ素性白斑発現の関係, 口腔衛生会誌 44：329～341, 1994.
26) 筒井昭仁：フッ化物応用と公衆衛生　特集「口腔保健のこれから」, 保健医療科学 52：34～45, 2003.
27) 田口千恵子：新型フッ化ナトリウムサチュレーターの開発, 日大口腔科学 37：189～98, 2012.

付　録

付録1

「フッ化物応用についての総合的な見解」に関する答申
（1999年11月1日）

《日本歯科医学会フッ化物検討部会最終答申（1999年12月17日了承）》

●─はじめに

　日本歯科医学会医療問題検討委員会フッ化物検討部会は日本歯科医学会斎藤 毅会長の要請を受け，平成10年1月22日，第一回の委員会が開催された．以来，平成11年10月8日までに9回の会議を開催し，「フッ化物応用についての総合的な見解」をまとめるべく検討を重ねてきた．まず，斎藤会長より本部会の設立に至った経緯の説明を受け，日本歯科医学会としてフッ化物応用についての見解をまとめることが極めて重要であるとの認識に基づき，フッ化物応用のこれまでの経緯と現状，さらにその効用，安全性，作用機序に関する科学的な情報を収集，整理することを目標として活動し，平成11年5月に中間答申を提出した．

　本部会は，この中間答申を骨子として，さらに検討を重ねた結果，う蝕予防を目的としたフッ化物の応用は，わが国における地域口腔保健向上への極めて重要な課題であることをあらためて確認した．また，その膨大な研究情報を基にその有効性と安全性が確認された．

　こうした状況に鑑み，日本歯科医学会医療環境問題検討委員会フッ化物検討部会は，以下の2点の推奨を結論とする最終答申を提出することになった．すなわち，①国民の口腔保健向上のためフッ化物の応用を推奨すること，②わが国におけるフッ化物の適正摂取量を確定するための研究の推進を奨励すること，である．

　新たな世紀を迎えるにあたって，本フッ化物検討部会は，わが国における今後の重要な課題として，Evidence-Based Medicine および Evidence-Based Oral Health Care に基づいたフッ化物応用の推進を提言する．本答申がこうした問題提起の第一歩となり，口腔保健医療専門職のフッ化物応用の推進に対する合意の形成と確立を図り，フッ化物応用による口腔保健の達成を現実のものとし，ひろく国民の健康の保持増進に貢献できることを期待する．

●─要約

　フッ素は自然環境に普遍的に存在する元素であり，われわれの生活環境や飲食物にあまねく存在する．こうした自然のフッ化物と口腔保健に関する研究は，20世紀初頭の歯のフッ素症（斑状歯）の発見以来，今日でほぼ一世紀，う蝕予防のためのフッ化物応用として展開され，水道水フッ化物添加が実施されてからもゆうに半世紀が経過している．その間，水道水フッ化物添加に関して1969年，1975年および1978年に世界保健機関（WHO）から実施勧告が出され今日に至っている．

　フッ化物の過剰摂取による影響として，大量摂取による急性中毒，慢性的な過剰摂取による歯のフッ素症や骨フッ素症を引き起こすことが知られている．しかしながら，これまでの疫学的研究や実験的研究において骨肉腫をはじめとする癌の発病率や死亡率，先天奇形に対する影響についてもフッ化物摂取との関係は示されていない．歯の形成期に過剰のフッ化物を継続的に摂取したときに歯のフッ素症が発現するが，上水道の普及が進んだ現在の日本では，天然のフッ化物含有飲料水による歯のフッ素症の発現はほとんどその例をみない．また，今日，わが国のフッ

化物応用はいずれも局所応用であり，適正な応用で歯のフッ素症が発現することはない．通常のう蝕予防のために適正に使用されるフッ化物によって健康状態に悪影響を及ぼすことは認められていない．

う蝕は，エナメル質表層で絶えず繰り返される脱灰と再石灰化のバランスが崩れ，脱灰が優勢になったときに発生する．初期の脱灰病変では，適切なフッ化物応用により再石灰化が促進され窩の形成を回避できることが分かっている．フッ化物の多面的な働きのうちで，再石灰化速度を高め，脱灰速度を抑える作用機序がもっとも重要とされる．

フッ化物の局所応用には，フッ化物歯面塗布と学校等や家庭で行うフッ化物洗口やフッ化物配合歯磨剤の使用などがある．これらのフッ化物局所応用は，う蝕多発期にある幼児期や学童期はもとより，成人・高齢者にも優れたう蝕予防効果を発揮する．天然の飲料水中フッ化物のう蝕予防効果と安全性の確認から展開してきた水道水フッ化物添加は，優れた公衆衛生手段の一つである．臨床で使用するフッ化物を含有する修復物は，硬化後もフッ素徐放性を有し，修復剤に接する歯質の耐酸性を向上させて二次う蝕の発生を少なくする．

1989年，米国学術会議によりフッ素の適正摂取量と摂取許容量が提示された．これは天然あるいは人為的なフッ化物含有飲料水地域に居住する人々の歯や全身の保健状況から検討され設定されたもので，う蝕予防のためのフッ素の適正摂取量と，歯のフッ素症あるいは骨フッ素症防止のための摂取許容量を示したものである．また，最近では，国際歯科連盟（FDI）により小児のう蝕予防のためのフッ素推奨投与量が示されている．これは至適フッ素濃度以下の飲料水を使用している地域においてう蝕予防のためフッ化物の全身投与する際のフッ素推奨投与量を示したものである．

このように，今日ではフッ化物の応用は，その有効性と安全性が確認され，世界各国において実施されている．こうした各種の公衆衛生的なフッ化物応用法の普及は，わが国において今後の地域口腔保健向上への重要な課題である．

歯科大学あるいは大学歯学部では，将来，臨床や公衆衛生の現場で，適切なフッ化物応用を積極的にすすめるカリキュラムの設定が望まれる．また，口腔保健医療専門職は，フッ化物応用に対して常に最新の正確な知識を基に，う蝕予防におけるフッ化物の応用について，一般の理解の向上のために積極的なイニシアチブをとり，フッ化物応用による口腔保健の向上を現実のものとし，口腔保健医療に対する信頼を高め，ひろく国民の健康の保持増進に貢献できることが期待される．

口腔保健とフッ化物応用

8020運動は，その考えが提唱されて以来，あらためて口腔保健の重要性を国民各層に周知させる一助となった．高齢社会に突入したわが国において，8020の達成はいまや国民のQOL向上を願う保健医療の課題として，口腔保健医療専門職の大きな責務となっている．

生涯にわたって歯を保持するために，う蝕予防ならびに歯周疾患の予防がもっとも重要な事柄であることは異論のないところである．中でも，う蝕はわが国における抜歯の第一の要因としてあげられ，その結果は口腔機能の大きな減退をもたらすものとして，広く認識されている．

わが国においても，多年にわたる口腔保健医療関係者により，これまでう蝕予防を目的として多大な努力が払われてきた．甘味食品の適正摂取やブラッシング指導をはじめとする生活習慣の是正についての保健教育が永年にわたり実施されてきたし，また，学校歯科保健におけるう蝕処置の勧奨は，学齢期における処置率向上に大きく貢献した．しかしながら，う蝕予防の成果は他の先進諸国と比較してはかばかしくなく，今日に至っても国民の口腔保健の状況は良好とはいえない．それに加えて最近では，一般の疾病治

◆付録1

療の効果に関する様々な保健上の限界が指摘され，また，健康増進への強い希求もあり，Evidence Based Medicine に基づく効果的な疾病予防指向の対策が望まれるようになっている．

近年，欧米やオセアニア諸国などの先進諸国から，国や地域レベルでう蝕予防の成果が続々と寄せられるようになった．そこでは，米国やオセアニア諸国における地域単位の水道水フッ化物添加，欧州の学校保健（School Based）におけるフッ化物洗口，そして世界のほとんどの国での広範なフッ化物配合歯磨剤の普及を中心とした，公衆衛生的なフッ化物の応用が，その最も大きな要因となっている．

一方，わが国では，う蝕予防の重要性とそれに対するフッ化物応用に関する科学的な理解や認識，また，その伝達が十分とはいえない状況で推移してきた．その結果，今日に至っても，口腔保健医療専門職のフッ化物応用に対する消極的な姿勢と行動がみられ，一般社会に対してはもとより，歯科医学以外の学術分野における研究者，保健医療従事者，あるいは保健活動にかかわる人々に対して，う蝕予防の重要性と有効なフッ化物応用に関する情報の発信が十分になされてきたとはいえない．

こうした状況に鑑み，日本歯科医学会医療環境問題検討委員会フッ化物検討部会では，世界各国における信頼すべきフッ化物応用に関する基礎的研究，疫学的，臨床的研究ならびに公衆衛生学的調査に基づいた情報を総覧した結果，国内外において，フッ化物の応用は口腔保健向上のため重要な役割を果たしていることを確認した．さらに，高齢社会を迎えるにあたって，本課題は生涯にわたって達成する必要のある国民の保健上の重要課題として認識するに至った．また，各種のフッ化物応用に関する有効性，安全性，至便性，経済性について検討した結果，わが国において推奨されるべき主要なフッ化物応用法とその特性を提示するとともに，近い将来において整備されるべき諸条件についても検討し，ここに提言する．

う蝕予防とフッ化物応用の重要性

● 1）フッ化物応用の歴史

フッ化物と口腔保健に関する歴史を総覧すると，その疫学研究の発展過程は，20世紀初頭の1901年，イタリアのナポリ周辺地域にみられた歯の異常，いわゆる斑状歯の発見に端を発する．その後，米国の各地において系統だって行われた，飲料水中のフッ化物と口腔保健に関する疫学的研究の結果，1935年頃には飲料水 $1l$ 中に 1 mg のフッ素イオン濃度，すなわち 1 ppm 前後の地域では臨床上問題となる斑状歯もなく，う蝕がきわめて少ないことが判明した．自然の状態で種々のフッ素イオン濃度の飲料水で生活してきた住民の歯や全身の健康に関する詳細なデータを分析することによって，フッ化物と人の健康に関わる疫学的事実が見いだされたのである．

こうした疫学研究の結果に基づいて，人為的に飲料水にフッ化物を添加しようとする試みが，1945年，米国のグランド・ラピッズにおいて開始され，以来，この公衆衛生手段は米国を中心に国際的な広がりを見せている．こうした水道水フッ化物添加の普及は，当然の帰結として他のフッ化物応用方法の研究を押し進めることになった．フッ化物歯面塗布，フッ化物洗口，フッ化物錠剤，フッ化物配合歯磨剤など，今日，国際的にも広く普及している各種のフッ化物応用法が開発されるに至った．

日本では京都市山科地区での13年間にわたる水道水フッ化物添加の経験があり，疫学的に有意なう蝕予防効果が得られたが，研究期間の終了とともに中止されている．フッ化物錠剤は現在日本では製品がない．学校などの集団で行うフッ化物洗口の参加者数は年々増加し，1998年の調査では39都道府県の1,934施設における約22万人の実施となった．この2年間で約23,000人余りの増加をみたが，全国的にみると未だ必要とする学童数の2％に満たない．フッ化物配合歯磨剤は1998年には全歯磨剤販売量に対

する割合が69％に達したが，他の先進諸国に比べると20年程の遅れである．

2) ライフサイクルとう蝕予防

歯は，萌出後の数年間が最もう蝕感受性が高く，積極的なう蝕予防対策が講じられなければならない．乳歯の萌出から永久歯列完成までの期間，すなわち，乳幼児期から15歳までがう蝕予防の最も重要な期間である．この時期に学校保健ベース（School Based）のフッ化物洗口など適切なフッ化物応用を実践したグループでは，成人期に至っても約50％のう抑制効果の持続が観察されている[1]．

表1は，ライフサイクルとフッ化物応用についての場面別，年齢群別での適切なフッ化物応用方法を示したものである[2]．特に家庭でのフッ化物応用と保育所・幼稚園および小学校・中学校での集団フッ化物洗口法の普及が望まれる．

健全歯の育成は，歯の喪失のリスク低下に最も大きく貢献する．う蝕に罹患した歯の多くは保存的修復処置を受けるが，処置を繰り返し受けながら抜歯に至るケースが少なくない．さらに，修復物が歯周疾患のリスク・ファクターとなるケースも見られ，また，隣接歯を抜かれた歯の喪失リスクも上昇することから，う蝕が歯の喪失原因として関与する割合はさらに高くなる．このように，未成年期のう蝕予防は8020達成への最大の鍵と考えられている．

3) フッ化物応用と公衆衛生的特性

フッ化物応用によるう蝕予防の大きな特徴は，その優れた公衆衛生的特性にある．その確実で高いう蝕予防効果，飲料水や食物に含有される自然のフッ化物の日常的な摂取経験からみた安全性の保証，さらに高い費用便益率（Cost-Benefit Ratio）が明らかな経済上の優れた公衆衛生的特性である．これらの特性からフッ化物応用によるう蝕予防は，国際的に地域単位や学校保健で広くとり上げられ，公衆衛生的な応用が優先されている．地域単位で行われる保育所や小・中学校で集団応用されるフッ化物洗口などは，フッ化物応用によるう蝕予防方法の重要な側面となっている．

4) 歯学生に対するフッ化物の教育

歯学生に対するフッ化物の教育は，将来，個人および地域集団を対象に歯科疾患の予防を実践する基盤となり，さらに保健教育を通して地域住民の口腔保健の向上に大きく影響する．

表1　ライフサイクルとフッ化物応用*

	出生	保育所 幼稚園	小学校 中学校	高校	成人	老人
年齢：	0 1 2 3	4　5　6	～	15～18	～60	65～

場面：
- 家庭　　　　　　　　……………フッ化物配合歯磨剤，フッ化物スプレー……………
　　　　　　　　　　　　……………………家庭でのフッ化物洗口……………
- 歯科医院　　　　　　……………フッ化物歯面塗布…………　　　　　フッ化物歯面塗布
- 市町村保健センター等

- 保育所・幼稚園　　　　　　　　‥フッ化物洗口‥
　　　　　　　　　　　（保育所・幼稚園で）
- 小学校・中学校　　　　　　　　　　　　‥フッ化物洗口‥
　　　　　　　　　　　　　　　（小学校・中学校で）
- 地域全体　　　　　………………（水道水フッ化物添加**）………………

*文献[2]を一部改編．**わが国では実施されていない．

◆付録1

　歯科大学あるいは大学歯学部における教育では，フッ化物に関する学習の機会を増やし，さらに理解を深める必要がある．具体的には，自然界のフッ化物，フッ化物の組成，使用・管理方法，再石灰化の仕組みとフッ化物の役割，初期う蝕の自然治癒機序，歯のフッ素症の発症機序，急性および慢性中毒，フッ化物と骨代謝を含む全身的影響など，多岐にわたる内容についての学習が要求される．

　また，将来，臨床や公衆衛生の現場で，個人や集団に対する適切なフッ化物応用のための啓発活動を積極的にすすめていくことを可能にするカリキュラムの設定が望まれる．その際，フッ化物に関する疫学的研究による効果および安全性の考察とフッ化物応用の優れた公衆衛生的特性を理解するための教育は効果的である．フッ化物の応用が広範に啓発され，実施されている諸外国の例を参考に今後検討していく必要性があろう．

　フッ化物に関する教育は，最近の現状調査から見ると，各大学における予防歯科学・口腔衛生学・小児歯科学・保存修復学・生化学・薬理学・細菌学・病理学など複数の講座で担当しているところが少なくないが，これらの教育が連携して進められているという情報に乏しい．そこでは，同一主題に対して相反するメッセージが伝えられたり，重要な保健理念に欠落があってはならない．そのためには，いわゆるテーマ別講義の形態の中で，関連する講義担当者間の十分な検討と連携を基に，教育が実施されるべきである．

③ フッ化物と健康

●—1）飲食物からのフッ化物摂取量

　フッ素は自然環境に普遍的に存在する元素であり，われわれの生活環境や飲食物にあまねく存在する．したがって，飲食物からの一日当たりのフッ化物総摂取量は，フッ化物の所要量あるいは安全性を考える上で重要である．

　これまで，わが国の飲食物からのフッ化物摂取量に関しては約20編の研究報告がある．しかし，それぞれの報告で各食品のサンプリング方法および分析方法の相違もあって，一日の総摂取フッ化物量には報告間で差がみられる．現在の日本人のフッ化物総摂取量がどの程度であるかは，フッ化物の全身応用の場合のみならず，局所応用を実施する際の安全性の考察においても有用な情報となる．日本人の飲食物からのフッ化物摂取量は他の先進諸国とほとんど差が認められないとする報告もあるが，総合的な調査研究によって今後，確認する必要があろう．

　一般に，フッ化物の経口摂取源は，飲料水，食品そしてフッ化物製剤（フッ化物配合歯磨剤，フッ化物洗口剤，フッ化物錠剤など）などである．この場合，飲料水は摂取量が多いばかりでなく，食品の調理や加工にも用いられ，そのフッ素イオン濃度は摂取食品のフッ化物濃度に直接影響を与え，フッ化物総摂取量を左右する．一方，食品中のフッ化物は，飲料水中のイオン性のフッ素とは生物学的利用能（bioavailability）が異なり，また，個々の食品によって吸収率の違いもあって，摂取量すべてが生体に有効に働くわけではない．吸収速度が緩慢であれば血中濃度の上昇の程度も低く，その作用も緩慢となる．食物中に天然に存在するフッ化物による歯のフッ素症の発生は認められないし，その濃度の差によるう蝕罹患率の差も疫学的には認められていない．"う蝕予防のためには飲食物から摂取するフッ素の内，60％は飲料水からの摂取が必要である"とするWHO見解がある．また，フッ化物製剤による標準的な各種のフッ化物局所応用法では，実施後の口腔内残留フッ化物量が多くの研究報告によって確認されているが，いずれも比較的少量である[3]．

　したがって，フッ化物総摂取量に最も大きく影響するのは飲料水であり，そのフッ素イオン濃度である．したがって，現実的にはフッ化物投与の安全性の根拠は，至適フッ素濃度地域の人々の飲料水から

のフッ化物摂取量に求められることになる．実際，フッ化物錠剤，食塩およびミルクのフッ化物添加などの全身応用を採用している国（地域）では，これらの方法からのフッ化物摂取量が至適フッ素濃度地域に居住する人々の飲料水からの摂取量と同等になるように，その地域の天然の飲料水中フッ素イオン濃度や対象年齢に応じて，フッ化物の投与量が設定されている[4]．

● 2) フッ化物の全身的影響

経口的に摂取されたフッ化物は，特に水溶液の場合，そのほとんどが胃または小腸から速やかに吸収され，血中に移行し，骨や歯などの石灰化組織に蓄積され，残りは腎臓を介して尿中に排泄される．また一方，骨中のフッ化物の大部分は不可逆的に骨に結合しているのではなく，可逆的な備蓄プールを形成し再び血中に移行する．

フッ化物の健康に対する影響は，その摂取量による．フッ化物の過剰摂取による影響として，一度にフッ化物を大量摂取することにより，急性中毒を生じ，また，慢性的に過剰摂取していると，歯のフッ素症や骨フッ素症を引き起こすことが知られている．

(1) フッ化物の急性中毒

通常，う蝕予防に使用されるフッ化物洗口，フッ化物配合歯磨剤，あるいは至適濃度の飲料水の摂取で急性中毒を起こすことはあり得ない．致死量は70 kgの成人の場合フッ化ナトリウムで5～10 g NaF（32～64 mgF/kg），体重20 kgの小児（5, 6歳）では1.5～3 g NaF（9.6～19.2 mgF/kg）程度である．急性中毒を生じる見込み中毒量の最低量は5 mgF/kgとされている．

これはフッ化物洗口剤を例とすると，体重20 kgの小児（5, 6歳）の場合，一日1回法の洗口剤（0.05% NaF）で430 ml（約70人分）に含まれるフッ素量に相当する．洗口剤の場合，1回の処方，あるいは1包装に含有するフッ素量の上限を米国案である120 mgF（歯磨剤では300 mgF）とすることが，国際標準化機構（ISO）の専門委員会では有力である．なお，本邦において認可されている製品はこの基準を満たしている．

(2) フッ化物の慢性的影響

通常のう蝕予防に使用されるフッ化物量によって，全身の健康状態に悪影響を及ぼすことは考えられない．血液，肝臓，腎臓に対する影響はない．通常のう蝕予防と比較して，骨粗鬆症治療薬として大量のフッ化物が経口投与された場合にも胃腸障害，骨関節痛以外の重篤な副作用は報告されていない．その他，これまでの疫学的研究や実験的研究において骨肉腫をはじめとする癌の発病率や死亡率とフッ化物は関係しない．先天奇形に対する影響についても，疫学的研究によってフッ化物との関係はないとされている[5]．

(3) フッ化物の骨への作用

最近，フッ化物と骨との関連について多くの研究報告がなされ，新たな知見が得られている．この中で，特に注目を集めているのがフッ化物による骨粗鬆症の治療に関するものと，飲料水中フッ素濃度と股関節部骨折や骨密度との関連に関するものである．

骨のフッ素症は，フッ化物の過量摂取による慢性中毒症として歯のフッ素症以外に唯一，疫学的に確認されている疾患である．骨フッ素症は毎日20～80 mgのフッ素を10～20年以上摂取した場合に生じるといわれている．世界的にみると一部の地域に骨フッ素症の報告があるが，いわゆる地方性フッ素症として，非常に高温で多量に飲料水を飲用する地域であることや，栄養不良やカルシウムの摂取不足などの環境要因に関係しているという．熱帯地域以外で，飲料水のフッ素イオン濃度が4 ppm以下の地域で臨床的に問題となる骨フッ素症が生じたという報告はない[6]．

● 3) 歯のフッ素症

歯の形成期に過剰のフッ化物を継続的に摂取したとき，歯のフッ素症が発現する．その程度は，摂取される飲料水のフッ素イオン濃度に依存しており，その

◆付録1

症状は通常検知できない軽微なものから明らかに審美上問題のあるものまで様々である.

現在日本では，水道法による水質基準でのフッ素イオン濃度は 0.8 mg/l（0.8 ppm）以下と定められ，また，水道の普及率が 96％を超えていて井戸水の使用も少ないことから，審美上問題となる歯のフッ素症の発現は極めて稀である．また，現在日本でう蝕予防に用いられているフッ化物応用はいずれも局所応用であり，適正な応用で歯のフッ素症が発現することはない．

歯のフッ素症は次のように定義される．①歯の形成期，殊に歯の石灰化期間中に，②過剰量のフッ化物を，③継続的に摂取していた場合，主としてエナメル質に生ずる歯の形成障害である．これに関連して，以下に，これら3点に関する各フッ化物局所応用法について考察をする．

①フッ化物洗口法について，エナメル質の石灰化時期との関係でみると，永久歯の歯冠部の石灰化時期は出生直後から8歳頃までであるが，そのうち前歯歯冠部の石灰化は出生の3，4カ月から始まり6歳までに完了する．フッ化物洗口法は継続的に行われるが，応用開始が4歳以降であり，前歯歯冠部の石灰化時期との重なりは少ない．

②フッ化物洗口法について，フッ化物の過剰摂取の観点から見ると，洗口によるフッ化物の口腔内残留率は 10～15％程度であり，毎日法（0.05％ NaF 水溶液）および週1回法（0.2％ NaF 水溶液）でのフッ素の口腔内残留量はそれぞれ 0.16 mgF および 0.95 mgF 程度となる．この場合の量ならびに頻度から考えて，歯のフッ素症は生じない．

フッ化物配合歯磨剤（フッ素イオン濃度 1,000 ppm）では，比較的少量（約 0.25 g）の歯磨剤を使用して歯磨きした場合，フッ素量として 0.25 mg 程度であり，歯磨き後のすすぎでフッ化物の口腔内残留量を 30％として約 0.08 mg と少量である．これらの残留フッ素量と歯のフッ素症を発現させる過剰量とでは大きな隔たりがある．

フッ化物スプレーはフッ素イオン濃度が 100 ppm と低く，1回の使用量が 0.2 ml 程度，フッ素として 0.02 mg と使用量も極めて少ないので問題とならない．

③フッ化物歯面塗布について，塗布法は薬液が 9,000 ppm F とかなり高濃度であり，1回のフッ素使用量も 20～30 mg と局所応用法としては抜群に多い．しかし，塗布法は年 2～4 回の頻度で行われるもので"継続的なフッ化物投与"には該当しない．

従来，これらの症例は「斑状歯」「歯牙フッ素症」などと呼ばれていたが，平成4年の日本歯科医学会学術用語集で「歯のフッ素症」「フッ素症歯」という名称に統一された．

4 フッ化物応用によるう蝕予防

1）フッ化物のう蝕予防メカニズム

う蝕予防についての基礎的な理解を深める観点から，フッ化物のう蝕予防のメカニズムについての理解は重要である．う蝕は，エナメル質表層で絶えず繰り返される脱灰と再石灰化のバランスが崩れ，脱灰が優勢になったときに発生すると考えられている．また，初期の脱灰病変は，適切な予防処置により再石灰化が促進されう窩の形成を回避できることが分かっている．最近，歯科健診において鋭利な探針の使用を避けることが勧められる傾向にあるが，これは初期脱灰を受けたエナメル質を壊すことなしに，再石灰化による修復を期待しての処置である．

う蝕予防にとってのフッ化物の多面的な働きのうちで，現在のところ，再石灰化速度を高め，脱灰速度を抑える動力学的な作用機序がもっとも重要と考えられている．溶液中に遊離状態にあるフッ素イオンは 0.1～1 ppm の濃度域でも，歯質アパタイトの溶解

反応を抑え，再石灰化反応を促す作用を発揮する．再石灰化反応によって沈殿してくるフルオロアパタイトは，元の歯質アパタイトより化学的に安定（溶解性が低い）であり，その後の酸の侵襲に対しても抵抗性を持つようになる．エナメル質の萌出後の成熟として知られる歯質耐酸性の向上も，同様の再石灰化反応によって獲得される．口腔内環境において問題となるのは，フッ素イオンが再石灰化反応に伴って容易に溶液相から結晶相（フルオロアパタイト）へと移行し，有効なフッ素イオン濃度を持続的に維持するのが困難なことである．そのため，う蝕予防と再石灰化の促進に向けたフッ化物の応用においては，口腔内の歯面局所への低濃度フッ素イオンの持続的な供給がキーワードとなっている．歯面塗布や洗口で100 ppmあるいはそれ以上のフッ素イオン濃度を使用すると，歯面表面ではフッ化カルシウム（CaF_2）の沈殿が起こる．沈殿したCaF_2はゆっくりと溶解し，フッ素イオンが放出される．特に，リン酸イオンを多量に吸着したCaF_2粒子は溶解しにくく徐放性のフッ化物イオンとして作用することが期待されている．これらの歯質に対する効果に加えて，高濃度のフッ素イオンは細菌の解糖系酵素（エノラーゼ）を抑制する作用をもち，う蝕原性細菌の付着や定着を抑制すると考えられている．また，フッ化物は歯垢中に有機質や無機質との結合型フッ化物として貯蔵されるが，細菌の酸産生により歯垢のpHが低下すると歯垢中の貯蔵性フッ化物からフッ素イオンが放出され，エナメル質表層の初期脱灰部のフッ素イオン濃度が高まり再石灰化が促進されるという重要な役割を果たす[7]．

● 2）フッ化物の局所応用

フッ化物局所応用には，歯科医師や歯科衛生士などが診療施設で行うプロフェッショナルケアであるフッ化物歯面塗布と，学校等での集団応用法や家庭で行う自己応用法であるフッ化物洗口やフッ化物配合歯磨剤の使用がある．国際歯科連盟（FDI）による1984年および1990年版（FDI Basic Fact Sheets）の資料[8]によれば，フッ化物水溶液による歯磨きとフッ化物洗口は81カ国，フッ化物配合歯磨剤は97カ国，フッ化物錠剤は67カ国およびフッ化物歯面塗布は84カ国に普及しているという．

これらのフッ化物局所応用はう蝕多発期にある幼児期や学童期の咬合面う蝕はもとより，成人・高齢者の隣接面う蝕や歯根面う蝕にも優れた予防効果を発揮する[9]．これらの再石灰化作用は，より長期間のフッ化物応用によって，歯質表面やう蝕による侵襲を受けた部分にフルオロアパタイトが生成されたり，結晶性が改善されたりして耐酸性が増加する．

（1）フッ化物歯面塗布

フッ化物歯面塗布は，歯科医師または歯科衛生士が臨床の場で個人を対象に行うフッ化物応用法であるが，最近では幼児に対する公衆衛生的事業として市町村レベルで実施しているところもある．エナメル質表面に比較的高濃度のフッ化物溶液（2% NaF, 9,000 ppmF, 2～3 ml）が作用することによって，一時的にフッ化カルシウムの沈着が起こり，その後，徐々にエナメル質表層にフルオロアパタイトが生成され，歯質の耐酸性が増加することを期待する方法である．通常，年に2～4回塗布を行うが，う蝕リスクの高い対象者にはさらに回数を増やす必要がある．

フッ化物歯面塗布は，臨床的に歯科専門職が直接行う唯一のフッ化物応用法であるという特性を生かし，対象者の来院時に歯科健診や保健指導を実施できる良好な機会ととらえて，定期的な来院が実行可能になるよう保健教育を行うことが重要である．定期的応用ができず，塗布の頻度が低いときはう蝕予防効果はほとんど望めない．

（2）フッ化物洗口

フッ化物洗口は，萌出後の歯のエナメル質表面に比較的低濃度のフッ素を頻回作用させることを主眼としたフッ化物局所応用法である．保育所や幼稚園，学校等で集団的に応用できる点が大きな特徴であり，本人が行う自己応用法であることから保健教育効果も期待できる．また，最近では歯科医師の指導に基づ

◆付録1

いて家庭内で行うフッ化物洗口も増加している．方法は簡便で，う蝕予防効果に優れ，安全性が高く，費用便益率も高いなど，現在わが国で実施できるフッ化物応用法のうち最も公衆衛生的特性に優れた方法として位置づけられている．

フッ化物洗口法は表1に示すように，4歳児から老人まで広く適用される方法であるが，特に永久歯エナメル質の成熟が進んでいない4～15歳までの保育所や幼稚園，および小・中学校の義務教育期間に実施することがう蝕予防対策として最大の効果をもたらす．このうち4～6歳の保育所や幼稚園での実施は，わが国の学童期におけるう蝕有病率が最大の第一大臼歯のう蝕予防を可能とするため，極めて重要な施策となる．現在，わが国の学校などで行われているフッ化物洗口への参加児童数は22万人余りであるが，その約20％が保育所や幼稚園などの就学前児童である．

これに関連して，WHOは1994年，就学前児童の場合，フッ化物洗口は推奨できないとした[10]．正しい洗口ではフッ素イオンの口腔内残留量は少量であり，歯のフッ素症の原因にはならないが，他の経路から摂取されるフッ化物の総量に影響を与えるかもしれないとの理由からである．その背景としては，基本的には水道水フッ化物添加地域において洗口液を毎回全量飲み込む場合を想定したもので，わが国の状況とは異なるものであった[11]．事実，わが国で最近行われた，大規模な保育所児を対象としたフッ化物洗口による口腔内フッ化物残留量に関する臨地調査で，平均口腔内フッ素残量は0.2 mgF以下であり，フッ化物洗口液の全量（1.0～1.4 mgFを含む）を飲み込んだ児童は皆無であった[12]．なお，この場合の平均口腔内フッ素残量0.2 mgFは，国際歯科連盟（FDI）[13]によるこの年齢層に対するう蝕予防のための一日のフッ素推奨投与量である0.5 mgFの半量に満たないものであった．

フッ化物洗口の標準的な方法は，保育所や幼稚園など園児では毎日行う一日1回法（フッ化ナトリウム濃度0.05％（＝フッ素イオン濃度225 ppm），洗口液量5～7 ml）であり，小・中学生では週1回法（0.2％ NaF（＝900 ppmF），10 ml）である．家庭では毎日1回，就寝前のブラッシング後に実施するのがよい．洗口の方法は特に技術を必要としないが，フッ化物洗口はフッ化物の経口摂取を目的とするものではないことから，幼児では事前に水で練習をさせ，飲み込まずに吐き出せることを確かめてから開始すべきである．また，洗口後30分程度は洗口や飲食を慎ませる方がよい．

（3）フッ化物配合歯磨剤

フッ化物配合歯磨剤を使用することは，無歯顎者以外のすべての人々の口腔保健の向上に寄与する．効果をあげるためには，フッ化物配合歯磨剤の使用後に再石灰化の促進に必要な濃度のフッ素イオンを保持することが必要なため，使用する歯磨剤の量が少なすぎたり，使用後に洗口しすぎないようにするのがよい．したがって，口腔保健医療の専門家はフッ化物配合歯磨剤について指導する際に，その使用を奨励するだけでなく，使用法についても言及すべきである．

フッ化物配合歯磨剤（フッ素イオン濃度1,000 ppm）は，少量使用し，歯磨き後，水で洗口したときのフッ素の口腔内残留量は微量であり，これらの残留フッ素量は歯のフッ素症を発現させる過剰量となることはない．しかし，ブラッシング中に歯磨剤を過量に飲み込んだり，使用後の洗口が十分にできない年齢の子どもや，これらの能力に欠ける障害者や高齢者などでは，1回の歯磨きに使用する歯磨剤を過剰にならないよう注意することが必要であろう．水道水フッ化物添加をはじめフッ化物応用が広範囲に普及している米国では，各種フッ化物を複合使用する際の過剰症についての検討がなされているが，米国においてはこの問題の最大のものはフッ化物配合歯磨剤の幼児による誤食，誤飲であるという．

最近，日本において開発された新しいフッ化物応用法にフッ化物スプレーがある．フッ化物スプレーは

フッ化物水溶液（フッ素イオン濃度 100 ppm）を噴霧状態にして歯に直接作用させるもので，家庭での個人応用を目的にしたものである．この方法は，その術式上，使用法が簡単で1回のフッ素使用量が 0.02 mg 程度と極めて少ないので，安全上は全く問題とならない．しかし，使用するフッ化物量が少ないので，効果をあげるためには頻回の使用を必要とする．フッ化物配合歯磨剤の使用やフッ化物洗口もままならない幼児や障害者，高齢者には利用価値が高いと考えられる．

（4）フッ化物配合修復材[14〜16]

フッ化物を含有する修復物を使用した場合，二次う蝕発生が少ないことは従来から知られていた．この代表的な修復材として古くはケイ酸セメントが，今日ではグラスアイオノマーセメントがあげられる．フッ化物はグラスアイオノマーセメントの粉末成分のフルオロアルミノシリケートグラス中に含有され，硬化反応時，すなわち，酸─塩基反応時に遊離してマトリックス中に放出される．マトリックス中のフッ素イオンはセメントの硬化後も拡散し，修復物と接する歯質中に取り込まれて局所の耐酸性を向上させる．硬化したグラスアイオノマーセメントのフッ素徐放量は経時的に低下するが，フッ化物の局所応用，例えばフッ化物配合歯磨剤や，フッ化物による洗口，歯面塗布などの局所応用の際にフッ素を取り込んで再び徐放する，所謂リザボア（貯蔵庫）として機能を有することが示されている．さらにグラスアイオノマーセメントは抗う蝕性だけでなく，修復物に隣接した脱灰象牙質を高度に再石灰化させることも報告されている．

近年フッ素徐放性の特質を持ったグラスアイオノマーセメントの長所を活かしつつ，理工学的な諸性質を改良したレジンモディファイド・グラスアイオノマーセメント，コンポマーなどが開発，市販されている．また，グラスアイオノマーセメントより諸物性に優れているコンポジットレジン修復システムのボンディング材や，コンポジットレジンにフッ化物を入れフッ素徐放性を期待した製品も市販されている．これら修復材のフッ素徐放量は従来型グラスアイオノマーセメントに比較して少ないが，接着界面における歯質へのフッ素の拡散は1年以上の長期に及び，歯質中のフッ素濃度も上昇するとされている．二次う蝕予防に有効なフッ素徐放量やその特性に関する確かなデータは未だ十分には得られていないが，「フッ素徐放性」は今後修復材選択に際してのキーワードになると考えられる．

──3）フッ化物の全身応用

天然の飲料水中フッ化物のう蝕予防効果と安全性の確認から展開してきた水道水フッ化物添加は，人類がかつて経験した最も大規模かつ優れた公衆衛生手段の一つであり，給水地域のすべての人々に有効で，簡便，安全，公平であり，費用便益率の高い点があげられている．

（1）水道水フッ化物添加およびその他の応用法

国際的状況をみると，国際歯科連盟（FDI）は1964年，「水道水フッ化物添加はう蝕の発生を安全かつ経済的に抑制する手段として，現状における最も有効な公衆衛生的施策であり，すべての関係当局にこれを推奨すべきこと」を決議した[17]．WHO は1969年[18]，1975年および1978年に，加盟各国に対してう蝕予防のためフッ化物応用に向けての勧告を行った．勧告の主旨は「水道水フッ化物添加を検討し，実行可能な場合にはこれを導入すること，不可能な場合にはフッ化物の他の応用方法を検討すること」であった．

英国水道水フッ化物添加協会の1998年の報告[19]によれば，シンガポール，香港，コロンビア，アイルランド，オーストラリア，ニュージーランド，米国など世界36カ国で水道水フッ化物添加が実施されている．その給水人口は3億1,700万人であり，1984年のFDIの報告からの14年間の増加率は30％ほどと算出されている．

その他，水道施設が十分に普及してなかったり，実

◆付録1

用面，技術面，その他の理由から，水道水フッ化物添加の代わりに地域単位での食塩へのフッ化物添加がドイツ，フランス，スペイン，メキシコなど16カ国で実施されている．この他，フッ化物錠剤（または液剤）が67カ国で利用されている．

（2）フッ素の適正摂取量：AI（Adequate Intake）

最近，米国学術会議のInstitute of Medicineによりフッ素の適正摂取量：AI（Adequate Intake）と摂取許容量：UL（Tolerable Upper Intake Level）が提示された[20]．これは天然あるいは人工的なフッ化物含有飲料水地域に居住する人々の歯や全身の保健状況から見積もられたもので，人が摂取する飲食物中の全フッ化物量について，各年齢層別に一日当たりのう蝕予防のためのフッ素の適正摂取量AIと歯のフッ素症あるいは骨フッ素症防止のための摂取許容量ULを示したものである．例えば，1～3歳（体重13 kg）ではう蝕予防のための適正摂取量：AIは0.7 mg/day，歯のフッ素症防止のための摂取許容量：ULは1.3 mg/dayとされ，同様に9～13歳では適正摂取量：AIは2.0 mg/day，摂取許容量：ULは年齢から見て歯のフッ素症の心配がないので骨フッ素症防止のための10 mg/dayが提示されている．いずれも適正摂取量：AIについてはフッ素量0.05 mg/kg/dayが基準となっている．

また，最近では，国際歯科連盟（FDI）により小児のう蝕予防のためのフッ素推奨投与量（mg/day）が提示されている（表2）[13]．これは至適フッ素濃度以下の飲料水を使用している地域におけるフッ素推奨投与量を年齢層別，飲料水中フッ素濃度別に示したものである．通常みられるフッ素イオン濃度0.3 ppm以下の地域の5～13歳の小児には，日常の飲食物から摂取している自然のフッ化物摂取量に加えてう蝕予防のため一日あたり1.0 mgのフッ素を投与することが望ましい，としたものである．

5 今後の課題

わが国においては，う蝕予防のためのフッ化物応用について，これまで歯科医学界を含め国民の間で，専門学会や国際的な情報が十分に伝わっていなかったため，十分な理解を得られるに至っていない．口腔保健医療専門職はフッ化物応用に対して常に最新の正確な知識を基に，それらを地域および学校保健関係者などに伝達するとともに，密接な連絡を保ち，う蝕予防におけるフッ化物の応用について積極的なイニシアチブをとることが求められている．

今日では，フッ化物の応用は，個人レベルのみならず，公衆衛生的な見地から，集団あるいは地域レベルにおけるう蝕予防法として，その有効性と安全性が確認され，世界各国において実施されている．公衆衛生的応用法として水道水フッ化物添加をはじめ学校などで行われるフッ化物洗口等があるが，こうした各種の公衆衛生的なフッ化物応用法の普及は，わが国において今後の地域口腔保健向上への重要な課題である．そのためには，わが国における歯科臨床の場でフッ化物応用によりう蝕の発生を効果的に抑制するための健康保険制度の改善や，学校保健にフッ化物洗口を導入するための学校保健法の充実など，今後一層の法規の改正を含めた総括的な調査・研究と，その推進のための活動が望まれる．また，行政に

表2　国際歯科連盟（FDI）の推奨によるフッ素推奨投与量* （mg/day）

子どもの年齢	飲料水中フッ素イオン濃度（mg/l）		
	0.3以下	0.3～0.7	0.7以上
誕生～3歳	0.25	0	0
3歳～5歳	0.50	0.25	0
5歳～13歳	1.00	0.50	0

*至適フッ素濃度以下の飲料水を使用している地域の居住している新生児から小児のう蝕予防のためのフッ素推奨投与量．文献13）より引用．

おいてはフッ化物応用の実施状況のモニタリングや一般住民の理解を得るための教育や広範な広報活動が不可欠である．研究機関においてもこれらに関連する環境整備についての調査と継続的研究が必要とされる．

これに関連して，米国学術会議の Institute of Medicine により示された，フッ素の適正摂取量：AI（Adequate Intake）の概念は重要であり，また，国際歯科連盟（FDI）などにより示された小児に対するフッ素推奨投与量は，フッ素を栄養的に考えた具体的な提示であり，注目に値する．これらをわが国に導入するためには，わが国の人々，特に小児の日常生活における飲食物からのフッ化物摂取量ならびに天然のフッ化物含有飲料水地域でのう蝕罹患状態と歯のフッ素症に関するより多くの研究が求められる．

フッ化物洗口法についてみると，欧米各国ではフッ化物洗口剤は OTC（店頭で購入できる一般医薬品）であり，消費者に広く普及している．わが国でも，現在，指定薬品としてのフッ化物洗口剤が認可され普及しているが，さらにこれを医薬部外品として認可し，消費者がより簡単に入手できるようにすることが望まれる．

6 推奨

日本歯科医学会医療環境問題検討委員会フッ化物検討部会は，国民の口腔保健向上のためう蝕予防を目的としたフッ化物の応用を推奨する．具体的には，現時点で，直ちに実施可能なフッ化物洗口法およびフッ化物配合歯磨剤等の使用，ならびに臨床的応用法であるフッ化物歯面塗布法の実施を推奨する．さらに，わが国におけるフッ素の適正摂取量：AI（Adequate Intake）を確定するための研究の推進を奨励する．

主な参考文献：

1) 岸　洋志，小林清吾：20歳成人の小児期う蝕予防管理の成果，口腔衛生学会雑誌 42：359～370，1992.
2) 飯塚喜一，境　脩，堀井欣一編集：これからのむし歯予防 —わかりやすいフッ素の応用とひろめかた— 第2版，37，学建書院，東京，1996.
3) 日本口腔衛生学会フッ化物応用研究委員会編：フッ化物応用と健康 —う蝕予防効果と安全性—，107，119，127，口腔保健協会，東京，1998.
4) WHO：Fluorides and Oral Health, WHO Technical Report Series 846, 20～26, 1994.
5) 日本口腔衛生学会フッ化物応用研究委員会編：フッ化物応用と健康 —う蝕予防効果と安全性—，65～91，口腔保健協会，東京，1998.
6) 日本口腔衛生学会フッ化物応用研究委員会編：フッ化物応用と健康 —う蝕予防効果と安全性—，46～48，口腔保健協会，東京，1998.
7) 日本口腔衛生学会フッ素研究部会編：口腔保健のためのフッ化物応用ガイドブック，79～87，口腔保健協会，東京，1995.
8) FDI Basic Fact Sheets 1984, 1990.
9) 飯塚喜一，境　脩，堀井欣一編：これからのむし歯予防 —わかりやすいフッ素の応用とひろめかた— 第2版，26～36，学建書院，東京，1996.
10) 高江洲義矩訳（監修）：フッ素と口腔保健，49，50，一世出版，東京，1995．(WHO：Fluorides and oral health, Report of a WHO expert committee on oral health status and fluoride use. WHO Technical Report Series 846, Geneva, 1994).
11) 日本口腔衛生学会フッ素応用研究委員会：就学前からのフッ化物洗口法に関する見解，口腔衛生会誌 46：116～118，1996.
12) Kobayashi, S., et al.：AAPHD, in Orland Florida, Sep. 25～27, 1996.
13) Appendix B Fluoride supplementation dose, in FDI Policy statement on fluorides and

fluoridation for the prevention of dental caries, May-Jun, Dent World, 1993.

14) Rothwell, M., Anstice, H.M., Pearson, G.J. : The uptake and release of fluoride by ionleaching cements after exposure to toothpaste, J Dent 26 (7) : 591～597, 1998.

15) Hatibovic-Kofman, S., Koch, G., Ekstrand, J. : Glass ionomer materials as a rechargeable fluoride-release system, Int J Paediatr Dent 7 (2) : 65～73, 1997.

16) ten Cate, J.M., van Duin, R.N. : Hypermineralization of dentinal Iesions adjacent to glass-ionomer cement restorations, J Dent Res 74 (6) : 1266～1271, 1995.

17) 国際歯科連盟（FDI）：上水道弗素化の決議（第52回FDI年次総会，1964年11月7日）.

18) 世界保健機関（WHO）：第22回総会における上水道弗素化の決議 及びその審議記録（第22回WHO総会決議 WHA 22. 30, 1969年7月23日）.

19) British Fluoridation Society : Optimal Fluoridation : Status Worldwide, Liverpool May 1998.

20) Standing Committee on the Scientific Evaluation of Dietary Reference Intakes, Food and Nutrition Board Institute of Medicine : Dietary Reference Intakes for Calcium, Phosphorus, Magnesium, Vitamin D, and Fluoride, NATIONAL ACADEMY PRESS, Washington D.C., 1997, Ⅷ, FLUORIDE, 8, 11～14.

付録2

今後のわが国における望ましいフッ化物応用への学術的支援

平成14年9月13日
日本口腔衛生学会

　わが国におけるう蝕（むし歯）発生は近年減少傾向にありますが，欧米先進諸国に比べて依然として高い有病状況にあります．わが国の口腔保健指標の1つである8020を達成するためには，今後ともう蝕予防を推進していく必要があります．

　う蝕予防のためにWHO（世界保健機関）はフッ化物応用を推奨していますが，わが国においてはフッ化物局所応用（フッ化物歯面塗布法，フッ化物洗口法，フッ化物配合歯磨剤など）が漸次，普及している状況であるものの，WHOが推奨するところの水道水フッ化物添加法は，わが国では未だに実現しておりません．水道水フッ化物添加法は，生命科学の基盤に即したフッ化物応用法の基礎をなす方法であり，生涯を通した歯質の強化と健康な歯列の保持，増進を目的に地域保健施策として，世界の多くの国々で永年の疫学的検証に基づいて実施されてきているものです．

　本学会として，日本歯科医師会の「弗化物に対する基本的な見解」を支持し，1972年に水道水フッ化物添加法の推進を表明しました．そして，1982年には「う蝕予防プログラムのためのフッ化物応用に対する見解」を公表しました．一方，日本歯科医学会が1999年に答申した「フッ化物応用についての総合的な見解」において，水道水フッ化物添加法が優れた地域保健施策として位置づけられております．また，2000年11月，厚生省（現厚生労働省）が水道水フッ化物添加法について市町村からの要請があった場合，技術支援をすることを表明しました．引き続き，日本歯科医師会は，水道水フッ化物添加法の効果，安全性を認めた，厚生労働省の見解を支持し，地域歯科医師会，関連専門団体や地域住民の合意の基に実施すべきであるとの見解を示しました．

　このような状況のなか，日本口腔衛生学会は，ここに，21世紀のわが国における国民の口腔保健の向上を図るため，専門学術団体として，フッ化物局所応用及び，水道水フッ化物添加法を推奨するとともに，それらへの学術的支援を行うことを表明します．

付録3

医政発第0114002号
健　発　第0114006号
平成15年1月14日

各都道府県知事　殿

厚生労働省医政局長
厚生労働省健康局長

フッ化物洗口ガイドラインについて

　健康日本21における歯科保健目標を達成するために有効な手段として，フッ化物の応用は重要である．
　わが国における有効かつ安全なフッ化物応用法を確立するために，平成12年から厚生労働科学研究事業として，フッ化物の効果的な応用法と安全性の確保についての検討が行われたところであるが，この度，本研究事業において「フッ化物洗口実施要領」を取りまとめたところである．
　ついては，この研究事業の結果に基づき，8020運動の推進や国民に対する歯科保健情報の提供の観点から，従来のフッ化物歯面塗布法に加え，より効果的なフッ化物洗口法の普及を図るため，「フッ化物洗口ガイドライン」を別紙の通り定めたので，貴職におかれては，本ガイドラインの趣旨を踏まえ，貴管下保健所設置市，特別区，関係団体等に対して周知方お願いいたしたい．

1．はじめに

　フッ化物応用によるう蝕予防の有効性と安全性は，すでに国内外の多くの研究により示されており，口腔保健向上のためフッ化物の応用は，重要な役割を果たしている．
　わが国においては，世界保健機関（WHO）等の勧告に従って，歯科診療施設等で行うフッ化物歯面塗布法，学校等での公衆衛生的応用法や家庭で行う自己応用法であるフッ化物洗口法というフッ化物応用によるう蝕予防が行われてきた．特に，1970年代からフッ化物洗口を実施している学校施設での児童生徒のう蝕予防に顕著な効果の実績を示し，各自治体の歯科保健施策の一環として，その普及がなされてきた．
　そのメカニズムに関しても，近年，臨床的う蝕の前駆状態である歯の表面の脱灰に対して，フッ化物イオンが再石灰化を促進する有用な手段であることが明らかになっており，う蝕予防におけるフッ化物の役割が改めて注目されている．
　こうした中，平成11年に日本歯科医学会が「フッ化物応用についての総合的な見解」をまとめたことを受け，平成12年度から開始した厚生労働科学研究において，わが国におけるフッ化物の効果的な応用法と安全性の確保についての研究（「歯科疾患の予防技術・治療評価に関するフッ化物応用の総合的研究」）が行われている．
　さらに，第3次国民健康づくり運動である「21世紀における国民健康づくり運動」（健康日本21）においても歯科保健の「8020運動」がとりあげられ，2010年までの目標値が掲げられている．これらの目標値達成のための具体的方策として，フッ化物の利用が欠かせないことから，EBM（Evidence Based Medicine）の手法に基づいたフッ化物利用について，広く周知することは喫緊の課題となっている．

このような現状に照らし，従来のフッ化物歯面塗布法に加え，より効果的なフッ化物洗口法の普及を図ることは，「8020」の達成の可能性を飛躍的に高め，国民の口腔保健の向上に大きく寄与できると考えられ，上記の厚生労働科学研究の結果を踏まえ，最新の研究成果を盛り込んだフッ化物洗口について，その具体的な方法を指針の形として定め，歯科臨床や公衆衛生，地域における歯科保健医療関係者に広く周知することとした．

2．対象者

フッ化物洗口法は，とくに，4歳児から14歳までの期間に実施することがう蝕予防対策として最も大きな効果をもたらすことが示されている．また，成人の歯頸部う蝕や根面う蝕の予防にも効果があることが示されている．

1）対象年齢

4歳から成人，老人まで広く適用される．特に，4歳（幼稚園児）から開始し，14歳（中学生）まで継続することが望ましい．その後の年齢においてもフッ化物は生涯にわたって歯に作用させることが効果的である．

2）う蝕の発生リスクの高い児（者）への対応

修復処置した歯のう蝕再発防止や歯列矯正装置装着児の口腔衛生管理など，う蝕の発生リスクの高まった人への利用も効果的である．

3．フッ化物洗口の実施方法

フッ化物洗口法は，自らでケアするという点では自己応用法（セルフ・ケア）であるが，その高いう蝕予防効果や安全性，さらに高い費用便益率（Cost-Benefit Ratio）等，優れた公衆衛生的特性を示している．特に，地域単位で保育所・幼稚園や小・中学校で集団応用された場合は，公衆衛生特性の高い方法である．なお，集団応用の利点として，保健活動支援プログラムの一環として行うことで長期実施が確保される．

1）器材の準備，洗口剤の調製

施設での集団応用では，学校歯科医等の指導のもと，効果と安全性を確保して実施されなければならない．

家庭において実施する場合は，かかりつけ歯科医の指導・処方を受けた後，薬局にて洗口剤の交付を受け，用法・用量に従い洗口を行う．

2）洗口練習

フッ化物洗口法の実施に際しては，事前に水で練習させ，飲み込まずに吐き出させることが可能になってから開始する．

3）洗口の手順

洗口を実施する場合は，施設職員等の監督の下で行い，5～10の洗口液で約30秒間洗口（ブクブクうがい）する．洗口中は，座って下を向いた姿勢で行い，口腔内のすべての歯にまんべんなく洗口液がゆきわたるように行う．吐き出した洗口液は，そのまま排水口に流してよい．

4）洗口後の注意

洗口後30分間は，うがいや飲食物をとらないようにする．また，集団応用では，調整した洗口液（ポリタンクや分注ポンプ）の残りは，実施のたびに廃棄する．家庭用専用瓶では，一人あたり約1か月間の洗口ができる分量であり，冷暗所に保存する．

◆付録3

4．関連事項

1）フッ化物洗口法と他のフッ化物応用との組み合わせ

フッ化物洗口法と他の局所応用法を組み合わせて実施しても，フッ化物の過剰摂取になることはない．すなわちフッ化物洗口とフッ化物配合歯磨剤及びフッ化物歯面塗布を併用しても，特に問題はない．

2）薬剤管理上の注意

集団応用の場合の薬剤管理は，歯科医師の指導のもと，歯科医師あるいは薬剤師が，薬剤の処方，調剤，計量を行い，施設において厳重に管理する．

家庭で実施する場合は，歯科医師の指示のもと，保護者が薬剤を管理する．

3）インフォームド・コンセント

フッ化物洗口を実施する場合には，本人あるいは保護者に対して，具体的方法，期待される効果，安全性について十分に説明した後，同意を得て行う．

4）フッ化物洗口の安全性

フッ化物洗口液の誤飲あるいは口腔内残留量と安全性

本法は，飲用してう蝕予防効果を期待する全身応用ではないが，たとえ誤って全量飲み込んだ場合でもただちに健康被害が発生することはないと考えられている方法であり，急性中毒と慢性中毒試験成績の両面からも理論上の安全性が確保されている．

①急性中毒

通常の方法であれば，急性中毒の心配はない．

②慢性中毒

過量摂取によるフッ化物の慢性中毒には，歯と骨のフッ素症がある．歯のフッ素症は，顎骨の中で歯が形成される時期に，長期間継続して過量のフッ化物が摂取されたときに発現する．フッ化物洗口を開始する時期が4歳であっても，永久歯の歯冠部は，ほぼできあがっており，口腔内の残留量が微量であるため，歯のフッ素症は発現しない．骨のフッ素症は，8 ppm以上の飲料水を20年以上飲み続けた場合に生じる症状であるので，フッ化物洗口のような微量な口腔内残留量の局所応用では発現することはない．

5．有病者に対するフッ化物洗口

フッ化物洗口は，うがいが適切に行われる限り，身体が弱い人や障害をもっている人が特にフッ化物の影響を受けやすいということはない．腎疾患の人にも，う蝕予防として奨められる方法である．また，アレルギーの原因となることもない．骨折，ガン，神経系および遺伝系の疾患との関連などは，水道水フッ化物添加（Fluoridation）地域のデータを基にした疫学調査等によって否定されている．

6．「う蝕予防のためのフッ化物洗口実施マニュアル」

フッ化物応用に関する，より詳細な情報については，厚生労働科学研究「フッ化物応用に関する総合的研究」班が作成した「う蝕予防のためのフッ化物洗口実施マニュアル」を参照されたい．

歯科保健の条例（新潟県，北海道，長崎県）

新潟県条例第32号

新潟県歯科保健推進条例

（目的）

第1条　この条例は，歯・口腔の健康づくりが糖尿病等の生活習慣病対策をはじめとする県民の健康づくりに果たす役割の重要性にかんがみ，県民の生涯にわたる歯・口腔の健康づくりに関する施策を総合的かつ効果的に推進することにより，他の疾患に比べて高い県民の歯科疾患の有病率の低下及び県民の歯・口腔の健康に関する格差の解消を図り，もって県民の健康づくりに寄与し，県民の健康水準を向上させることを目的とする．

（基本理念）

第2条　歯・口腔の健康づくりは，県民が自らむし歯や歯周病等の歯・口腔疾患の予防に取り組むとともに，歯科疾患が重症化しやすく，かつ，口腔の機能に問題を抱えることが多い障害を有する者，介護を必要とする者等をはじめ，県民が適切な時期に必要な口腔保健サービスと医療を受けられるよう，生涯にわたり歯・口腔の健康を維持増進できる環境が整備されることを基本理念として行われなければならない．

（県の責務）

第3条　県は，前条に定める基本理念にのっとり，歯・口腔の健康づくりに資する総合的な施策を策定し，及び実施する責務を有する．

（市町村の役割）

第4条　市町村は，第2条に規定する基本理念を踏まえ，健康増進法（平成14年法律第103号），母子保健法（昭和40年法律第141号）等の歯・口腔の健康づくりに関する法令に基づき，歯・口腔の健康づくりに関する施策を継続的かつ効果的に推進するよう努めるものとする．

（教育関係者及び保健医療福祉関係者等の責務）

第5条　教育関係者及び保健医療福祉関係者等は，第2条に規定する基本理念にのっとり，県民の歯・口腔の健康づくりの推進並びに他の者が行う歯・口腔の健康づくりに関する活動との連携及び協力を図るよう努めるものとする．

（県民の役割）

第6条　県民は，歯・口腔の健康づくりに関する知識及び理解を深めるよう努めるものとする．

2　県民は，県及び市町村が実施する歯・口腔の健康づくりに関する施策を活用すること，かかりつけ歯科医の支援を受けること等により，自ら歯・口腔の健康づくりに取り組むよう努めるものとする．

（財政上の措置）

第7条　県は，歯・口腔の健康づくりに関する施策を推進するため，予算の範囲内で，財政上の措置を講ずるよう努めるものとする．

（県歯科保健計画）

第8条　知事は，生涯にわたる県民の歯・口腔の健康づくりに関する施策を総合的かつ計画的に推進するため，歯・口腔の健康づくりに関する基本的な計画（以下「県歯科保健計画」という．）を定めるものとする．

2　県歯科保健計画は，次に掲げる事項について定めるものとする．

(1) 歯・口腔の健康づくりに関する基本方針

(2) 歯・口腔の健康づくりに関する目標

(3) 前号の目標の達成に向け県が実施する施策の展開方針

(4) 計画の位置付け及び期間

(5) 計画の進行管理及び評価方法

3　知事は，県歯科保健計画を定めようとするときには，あらかじめ歯科保健に関する学識経験者の意見を聴くとともに，県民，市町村その他歯・口腔の健康づくりに関する活動に関わる者（以下「関係者」という．）の

意見を反映させるために必要な措置を講じなければならない.

4　県歯科保健計画の策定に当たっては，健康増進法に基づく健康増進計画，医療法（昭和23年法律第205号）に基づく医療計画その他の県が策定する健康づくりに関する計画との調和及び連携に配慮するものとする.

5　知事は，県歯科保健計画を定めたときは，広報，インターネットその他の適切な手段を用いて，速やかに，これを県民に公表しなければならない.

6　県歯科保健計画は，歯・口腔の健康づくりに関する施策の進捗状況等を踏まえ，少なくとも5年ごとに見直しを行うものとする.

7　第3項から第5項までの規定は，県歯科保健計画の変更について準用する.

（市町村歯科保健計画）

第9条　市町村長は，当該市町村の実情に応じた歯・口腔の健康づくりに関する施策をより継続的かつ効果的に推進するため，県歯科保健計画の内容を踏まえ，当該区域における歯・口腔の健康づくりに関する基本的な計画（以下「市町村歯科保健計画」という.）を定めることができるものとする.

2　県は，市町村が市町村歯科保健計画を定めようとする場合には，当該市町村の求めに応じ，情報の提供及び専門的な又は技術的な助言を行うものとする.

3　県は，前項に定めるもののほか，市町村歯科保健計画の策定状況等市町村における歯・口腔の健康づくりに関する施策の実施状況を勘案した上で，市町村に対して必要な支援を行うものとする.

（基本的施策の実施）

第10条　知事及び県教育委員会は，県民の歯・口腔の健康づくりを推進するための基本的施策として，次に掲げる事項を実施するものとする.

(1)　県民の歯・口腔の健康づくりの推進に資する情報の収集及び提供並びに関係者の連携体制の構築に関すること.

(2)　市町村長，市町村教育委員会及び関係者が行うフッ化物応用等のむし歯の予防対策の効果的な実施の推進に関すること.

(3)　市町村長，市町村教育委員会及び関係者が行う母子保健，学校保健，成人保健，産業保健，高齢者保健等を通じた生涯にわたる効果的な歯・口腔の健康づくりの推進に関すること.

(4)　障害を有する者，介護を必要とする者等に対する適切な歯・口腔の健康づくりの確保及び推進に関すること.

(5)　歯・口腔の健康づくりに携わる者の確保及び資質の向上に関すること.

(6)　歯・口腔の健康づくりの効果的な実施に資する調査研究の推進に関すること.

(7)　前各号に掲げるもののほか，歯・口腔の健康づくりを推進するために必要な施策の推進に関すること.

2　県は，前項各号に掲げる基本的施策を実施するため，市町村，医療保険者，学校等が行う歯・口腔の健康づくりに関する活動に対し，その設置する保健所による広域的な又は専門的な見地からの情報の提供，助言等を行うものとする.

（県民歯科疾患実態調査等）

第11条　知事は，県民の歯・口腔の健康づくりの総合的な推進を図るための基礎資料とするため，少なくとも5年ごとに，県民の歯科疾患等の実態についての調査（以下「県民歯科疾患実態調査」という.）を行うものとする.

2　知事及び県教育委員会は，幼児期からの県民の歯・口腔の健康づくりを効果的に推進するため，県民歯科疾患実態調査のほか，幼児，児童及び生徒のむし歯及び歯肉炎の罹患状況等について，毎年調査を実施するものとする.

　附　則

この条例は，公布の日から施行する.

＊　　　　＊　　　　＊　　　　＊

北海道条例第62号

北海道歯・口腔の健康づくり8020推進条例

目次

　第1章　総則（第1条－第7条）

　第2章　歯・口腔の健康づくりに関する基本的施策
　　　　（第8条－第16条）

　附則

第1章　総則
（目的）

第1条　この条例は，歯・口腔の健康づくりが道民の健康の維持向上に果たす役割の重要性にかんがみ，北海道における歯・口腔の健康づくりに関し，基本理念を定め，並びに道の責務及び教育関係者，保健医療福祉関係者，道民その他の者の役割を明らかにするとともに，道の施策の基本的な事項を定めることにより，道民の生涯を通じた歯・口腔の健康づくりに関する施策を総合的かつ効果的に推進し，もって道民の健康の増進に寄与することを目的とする．

（基本理念）

第2条　歯・口腔の健康づくりは，すべての道民が，自ら歯・口腔の健康の維持増進に努めるとともに，住み慣れた地域において生涯を通じて必要な歯科保健医療サービスを受けることができるよう，適切に推進されなければならない．

（道の責務）

第3条　道は，前条に定める基本理念（以下「基本理念」という．）にのっとり，歯・口腔の健康づくりに関する総合的かつ計画的な施策を策定し，及び実施する責務を有する．

（市町村との連携協力等）

第4条　道は，前条の施策を策定し，及び実施するに当たっては，住民に身近な保健サービスを実施している市町村との連携協力及び調整に努めなければならない．

（教育関係者及び保健医療福祉関係者の役割）

第5条　教育関係者及び保健医療福祉関係者は，基本理念にのっとり，それぞれの業務において，歯・口腔の健康づくりの推進に努めるとともに，その推進に当たっては，他の者が行う歯・口腔の健康づくりに関する活動と連携し，及び協力するよう努めるものとする．

2　前項の目的を促進するため，道民の歯・口腔の健康づくりを支援する保健師，栄養士，介護従事者などの研修機会の確保に努めるものとする．

（事業者及び保険者の役割）

第6条　事業者は，基本理念にのっとり，道内の事業所で雇用する従業員の歯科健診，保健指導の機会の確保その他の歯・口腔の健康づくりを推進するよう努めるものとする．

2　保険者は，基本理念にのっとり，道内の被保険者の歯科健診，保健指導の機会の確保その他の歯・口腔の健康づくりを推進するよう努めるものとする．

（道民の役割）

第7条　道民は，歯・口腔の健康づくりに関する知識及び理解を深めるよう努めるとともに，道及び市町村並びに事業者及び保険者が行う歯・口腔の健康づくりに関する取組への積極的な参加，かかりつけ歯科医等の支援等を通じ，自ら歯・口腔の健康づくりに取り組むよう努めるものとする．

第2章　歯・口腔の健康づくりに関する基本的施策等
（北海道歯科保健医療推進計画）

第8条　知事は，道民の生涯にわたる歯・口腔の健康づくりに関する施策を総合的かつ計画的に推進するため，歯・口腔の健康づくりに関する基本的な計画（以下「道歯科保健医療推進計画」という．）を定めなければならない．

2　道歯科保健医療推進計画には，次に掲げる事項を定めるものとする．

(1) 道民の生涯にわたる歯・口腔の健康づくりに関する基本的な目標

(2) 道民の生涯にわたる歯・口腔の健康づくりに関する次に掲げる基本的な施策

　ア　道民が歯科健診，保健指導等の必要な歯科保健医療サービスを受けることができる環境の整備及び普及啓発

　イ　歯・口腔の健康づくりに資する情報の収集及び提供

　ウ　歯・口腔の健康づくりの取組に関わるものとの連携体制の構築

　エ　離島及びへき地における適切な歯科保健医療サービスの確保

　オ　歯科保健事業に携わる従事者の確保及び資質の向上

　カ　歯科保健事業の効果的な実施に資する調査研究の推進

　キ　アからカまでに掲げるもののほか，歯・口腔の健康づくりを推進するために必要な事項

(3) 前2号に掲げるもののほか，道民の生涯にわたる歯・口腔の健康づくりに関する施策を総合的かつ計

画的に推進するために必要な事項
3 知事は，道歯科保健医療推進計画を定めるに当たっては，あらかじめ，道民及び市町村その他歯・口腔の健康づくりの取組に関わるものの意見を反映することができるよう必要な措置を講じなければならない．
4 知事は，道歯科保健医療推進計画を定めたときは，遅滞なく，インターネットその他の適切な方法によりこれを公表しなければならない．
5 前2項の規定は，道歯科保健医療推進計画の変更について準用する．

（市町村への支援）

第9条 道は，市町村が歯・口腔の健康づくりに関する施策を策定し，及び実施する場合には，その求めに応じ，情報の提供，技術的な助言その他必要な支援を行うものとする．

（指針の策定）

第10条 道は，市町村における歯・口腔の健康づくりに関する施策の円滑な実施を促進するため，市町村がその役割に応じて効果的に歯・口腔の健康づくりの推進に取り組む上での基本となる指針（以下「市町村歯・口腔の健康づくりガイドライン」という．）を策定するものとする．
2 市町村歯・口腔の健康づくりガイドラインには，次に掲げる事項を定めるものとする．
 (1) 道民の各年齢階層に応じた歯・口腔の健康づくりに係る市町村に期待される役割
 (2) 歯科保健医療サービスを受けるに当たり特に配慮を要する障がい者，介護を要する高齢者，妊婦等の歯・口腔の健康づくりに係る市町村に期待される役割
 (3) その他市町村がその役割に応じて効果的に歯・口腔の健康づくりに取り組むために必要な事項

（効果的な歯科保健対策の推進等）

第11条 道は，幼児，児童及び生徒に係る歯・口腔の健康づくりの推進を図るため，学校等におけるフッ化物洗口の普及その他の効果的な歯科保健対策の推進に必要な措置を講ずるものとする．
2 知事又は教育委員会は，保育所，幼稚園，小学校及び中学校等においてフッ化物洗口が実施される場合は，各実施主体に対し，学校保健安全法（昭和33年法律第56号）第5条に規定する学校保健計画又はそれに準じた計画に位置付け実施すること等その的確な実施のための必要な助言を行うものとする．

（障がい者等への支援）

第12条 道は，歯科保健医療サービスを受けるに当たり特に配慮を要する障がい者，介護を要する高齢者，妊婦等の歯・口腔の健康づくりを推進するため，必要な措置を講ずるものとする．

（北海道歯・口腔の健康づくり8020推進週間）

第13条 道は，毎年11月8日から同月14日までを北海道歯・口腔の健康づくり8020推進週間と定め，80歳で歯を20本以上維持することを目的とした取組である8020運動について，道民の理解及び意識の高揚を図り，道民運動として定着するよう普及啓発に努めるものとする．

（道民歯科保健実態調査）

第14条 道は，道民の歯・口腔の健康づくりの推進を図るため，おおむね5年ごとに，道民歯科保健実態調査を行うものとする．

（財政上の措置）

第15条 道は，歯・口腔の健康づくりに関する施策を推進するため，必要な財政上の措置を講ずるよう努めるものとする．

（年次報告）

第16条 知事は，毎年度，議会に，歯・口腔の健康づくりに関する施策の推進状況に関する報告を提出しなければならない．

附　則

（施行期日）

1 この条例は，公布の日から施行する．ただし，第8条及び第10条の規定は，施行の準備等を勘案して規則で定める日から施行する．

（検討）

2 知事は，この条例の施行の日から5年を経過するごとに，この条例の施行の状況について検討を加え，その結果に基づいて必要な措置を講ずるものとする．

＊　　＊　　＊　　＊

長崎県条例第73号

長崎県歯・口腔の健康づくり推進条例

（目的）

第1条 この条例は，歯・口腔の健康づくりが糖尿病等の生活習慣病の対策をはじめとする県民の全身の健康づくりに果たす役割の重要性にかんがみ，他県に比べ高い県民の歯科疾患の有病率の低下及び県内における歯・口腔の健康に関する地域間等の格差の是正を図るため，県民の生涯にわたる歯・口腔の健康づくりに関し，その基本理念を定め，県の責務及び市町，教育関係者，保健医療関係者，福祉関係者，県民等の役割を明らかにし，並びに歯・口腔の健康づくりの推進に関する計画の策定について定めること等により，歯・口腔の健康づくりに関する施策を総合的かつ計画的に推進し，もって県民の健康増進に寄与することを目的とする．

（基本理念）

第2条 歯・口腔の健康づくりは，すべての県民が生涯を通じて，自らむし歯，歯周疾患等の予防及び口腔機能の向上に取り組むとともに，適切な時期に必要な口腔ケア，医療等を受けることができる環境が整備されることを基本理念として行われなければならない．

（県の責務）

第3条 県は，前条に規定する基本理念（以下「基本理念」という．）にのっとり，本県の特性に応じた歯・口腔の健康づくりの推進に関する施策を総合的かつ計画的に策定し，及び実施する責務を有する．

（市町の役割）

第4条 市町は，基本理念を踏まえ，健康増進法（平成14年法律第103号），母子保健法（昭和40年法律第141号）等の歯・口腔の健康づくりに関する法令の規定に基づく歯・口腔の健康づくりに関する施策を継続的かつ効果的に推進するよう努めるものとする．

（教育関係者，保健医療関係者，福祉関係者等の役割）

第5条 教育関係者，保健医療関係者，福祉関係者等（以下「教育関係者等」という．）は，基本理念にのっとり，県民の歯・口腔の健康づくりの推進並びに他の者が行う歯・口腔の健康づくりに関する活動との連携及び協力を図るよう努めるものとする．

2 　教育関係者等は，前項の目的を達成するため，県民の歯・口腔の健康づくりを支援するための研修等を実施するよう努めるものとする．

（事業者及び保険者の役割）

第6条 事業者は，基本理念にのっとり，県内の事業所で雇用する従業員の歯科検診（健康診査又は健康診断において実施する歯科に関する検診を含む．）及び歯科保健指導（以下「歯科検診等」という．）の機会の確保その他の歯・口腔の健康づくりに関する取組を推進するよう努めるものとする．

2 　保険者は，基本理念にのっとり，県内の被保険者の歯科検診等の機会の確保その他の歯・口腔の健康づくりに関する取組を推進するよう努めるものとする．

（県民の役割）

第7条 県民は，歯・口腔の健康づくりに関する知識を持ち，更に理解を深めるよう努めるものとする．

2 　県民は，県及び市町が実施する歯・口腔の健康づくりに関する施策を活用すること，かかりつけ歯科医の支援を受けること等により，自ら歯・口腔の健康づくりに取り組むよう努めるものとする．

（長崎県歯・口腔の健康づくり推進計画）

第8条 県は，県民の生涯にわたる歯・口腔の健康づくりに関する施策を総合的かつ計画的に推進するため，歯・口腔の健康づくりに関する基本的な計画（以下「長崎県歯・口腔の健康づくり推進計画」という．）を定めるものとする．

2 　県は，長崎県歯・口腔の健康づくり推進計画を定めようとするときは，あらかじめ歯・口腔の健康づくりに関する学識経験者の意見を聴くとともに，県民，市町その他歯・口腔の健康づくりに係る活動を行う関係者の意見を反映させるために必要な措置を講じなければならない．

3 　長崎県歯・口腔の健康づくり推進計画の策定に当たっては，健康増進法に基づく健康増進計画，医療法（昭和23年法律第205号）に基づく医療計画，介護保険法（平成9年法律第123号）に基づく介護保険業支援計画その他の県が策定する歯・口腔の健康づくりに関する計画との調和及び連携に努めるとともに，離島及びへき地における地域性及び特殊性に配慮するものとする．

4 　県は，長崎県歯・口腔の健康づくり推進計画を定めたときは，速やかに，これを県民に公表しなければならない．

5 　長崎県歯・口腔の健康づくり推進計画は，歯・口腔

の健康づくりに関する施策の進捗状況等を踏まえ，必要に応じて見直すものとする．

6　第2項から第4項までの規定は，長崎県歯・口腔の健康づくり推進計画の変更について準用する．

（市町歯・口腔の健康づくり推進計画）

第9条　市町は，当該市町の実情に応じた歯・口腔の健康づくりに関する施策をより継続的かつ効果的に推進するため，長崎県歯・口腔の健康づくり推進計画の内容を踏まえ，当該区域における歯・口腔の健康づくりに関する基本的な計画（以下「市町歯・口腔の健康づくり推進計画」という．）を定めるよう努めるものとする．

2　県は，市町が市町歯・口腔の健康づくり推進計画を定めようとする場合には，当該市町の求めに応じ，適切な情報の提供及び専門的又は技術的な助言を行うものとする．

3　県は，前項に定めるもののほか，市町歯・口腔の健康づくり推進計画の策定状況等市町における歯・口腔の健康づくりに関する施策の実施状況を勘案した上で，市町に対して必要な支援を行うよう努めるものとする．

（基本的施策の実施）

第10条　知事又は県教育委員会は，県民の歯・口腔の健康づくりを推進するための基本的施策として，次に掲げる事項を実施するものとする．

(1) 県民の歯・口腔の健康づくりの推進に資する情報の収集及び提供並びに教育関係者等との連携体制の構築に関すること．

(2) 市町長又は市町教育委員会が行う効果的なむし歯予防対策及び母子歯科保健事業，学校歯科保健事業等を通じた県民の生涯にわたる効果的な歯・口腔の健康づくりに関する施策の促進に関すること．

(3) 第8条第2項の関係者が行う歯・口腔の健康づくりに関する取組の促進に関すること．

(4) 障害者，要介護者等に対する適切な口腔ケア等に係る施策の推進に関すること．

(5) 歯・口腔の健康づくりに携わる者の資質の向上に関すること．

(6) 歯・口腔の健康づくりの効果的な実施に資する調査研究の推進に関すること．

(7) 前各号に掲げるもののほか，歯・口腔の健康づくりを推進するために必要な施策の推進に関すること．

2　県は，前項各号に掲げる基本的施策を実施するため，市町，事業者，保険者，学校等が行う歯・口腔の健康づくりに関する活動に対し，その設置する保健所による広域的又は専門的な見地からの情報の提供，助言等を行うものとする．

（効果的な歯・口腔の健康づくり対策の促進等）

第11条　県は，幼児，児童及び生徒に係る歯・口腔の健康づくりの推進を図るため，学校等におけるフッ化物洗口の普及その他の効果的な歯・口腔の健康づくり対策の促進に必要な措置を講ずるものとする．

2　知事又は県教育委員会は，保育所，幼稚園，小学校，中学校等においてフッ化物洗口等のフッ化物を用いた歯・口腔の健康づくりに関する取組が実施される場合は，各実施主体に対し，学校保健安全法（昭和33年法律第56号）第5条に規定する学校保健計画又はそれに準じた計画に位置付け実施すること等その的確な実施のための必要な助言を行うものとする．

（歯の衛生週間）

第12条　県民の間に広く歯・口腔の健康づくりについての関心と理解を深め，県民が積極的に歯科疾患を予防する意欲を高めるため，歯の衛生週間を設ける．

2　歯の衛生週間は，6月4日から同月10日までとする．

3　県は，市町と連携し，歯の衛生週間の趣旨にふさわしい事業を実施するよう努めるものとする．

（県民歯科疾患実態調査等）

第13条　知事は，県民の歯・口腔の健康づくりの総合的な推進を図るための基礎資料とするため，少なくとも6年ごとに，県民の歯科疾患等の実態についての調査（以下「県民歯科疾患実態調査」という．）を行うものとする．

2　知事及び県教育委員会は，県民の幼児期からの歯・口腔の健康づくりを効果的に推進するため幼児，児童及び生徒のむし歯及び歯周疾患の罹患状況等について，毎年調査を実施するものとする．

3　県民歯科疾患実態調査及び前項の調査は，その結果を公表するものとする．

（財政上の措置）

第14条　県は，歯・口腔の健康づくりに関する施策を推進するため，予算の範囲内で必要な財政上の措置を講ずるよう努めるものとする．

　附則

この条例は，平成22年6月4日から施行する．

付録5

県議会における集団フッ化物洗口の推進決議
（和歌山県議会，長野県議会）

県議会における集団フッ化物洗口の推進決議（和歌山県）

（和議第6号）

小学校等におけるフッ化物洗口の集団実施を推進する決議

　生涯にわたり自分の歯で食事をし，会話を楽しむことは，豊かな生活を送るために大切な役割を果たすものであり，また，歯の健康を保つことが口腔機能の低下を防止し，ひいては全身の健康にも関連するものとして，歯の喪失予防の重要性が示されつつある．

　我が国における歯の喪失原因の半分は，むし歯によるものであり，その罹患率は他の疾病に類を見ないほど高く，また初期を除いて不可逆的疾患である．

　歯は，生え始めの数年間が最もむし歯になりやすく，永久歯が全て生え揃う中学生頃までが歯にとって重要な時期にもかかわらず，学童期は乳歯と永久歯が混在しているため，口腔のケアが困難である．

　一方，むし歯予防については，厚生労働省による平成17年歯科疾患実態調査の結果で「毎日歯を磨く」者が96％を超えるなど，歯みがきが一般的となっているが，今後はWHO（世界保健機関）や厚生労働省などにおいて，むし歯予防の有効性が認められているフッ化物を応用した取組を推進する必要がある．

　このような中，県内でいち早く学校におけるフッ化物洗口の集団実施に取り組んだ旧金屋町内の小・中学生のむし歯罹患率及び1人平均のむし歯数は，他に比べ極めて少なく，効果が現れている．

　県においては，平成16年度からフッ化物洗口の集団実施を推進しており，現在80を超える小学校等で取り組まれているところであるが，現在，小学校で最も取組が進んでいるものの，その普及は25％程度にとどまっており，県内全ての小学校への普及に向け，今後，より一層の拡大が望まれる．

　和歌山県議会としては，小学校等におけるフッ化物洗口の集団実施を推進し，児童・生徒等の歯の健康を保つとともに，フッ化物洗口という保健活動を通じ，子どもたちが自らの健康に興味を持ち，理解することにより，生涯にわたる健康づくりの基礎となることを期するものである．

　以上，決議する．

　平成19年9月28日

和歌山県議会

◆付録5

県議会における集団フッ化物洗口の推進決議（長野県）

小学校等におけるフッ化物洗口の集団実施を推進する決議

　食べることや話すことを生涯にわたり直接支える口腔機能は，人が生きていく上で重要な役割を果たしている．近年，歯および口腔の健康を保持することが，生活習慣病予防をはじめとする全身の健康状態の維持増進，介護予防等に貢献することなどが明らかになってきている．

　しかしながら，厚生労働省の調査結果によると，70歳以上において「何でもかんで食べることができる」と回答した者の割合は約半数にとどまっており，半数近くが食べる楽しみを制限されているという実態が示されている．口腔機能の低下を防止し，8020運動の目標を達成するためには，歯の喪失の主な原因であるむし歯を予防する必要があり，その有効な手段としてフッ化物の利用は重要である．

　厚生労働省のフッ化物洗口ガイドラインによれば，フッ化物洗口は，4歳児から14歳までの期間に実施することがむし歯予防対策として最も大きな効果をもたらすとされているほか，成人の歯頸部う蝕や根面う蝕の予防も効果があるとされている．フッ化物洗口が普及している新潟県の12歳児の一人平均むし歯数は全国で最も少ないという調査結果も示されている．

　本県では平成20年3月現在において，138の保育所，幼稚園や小中学校でフッ化物洗口が実施されているが，県全体の実施率は低いことから，県内すべての小学校等での普及に向けての取組みが望まれる．

　よって，本県議会は，中期総合計画において健康長寿ナンバーワンの確立や一人当たり老人医療費の全国最低額維持等の目標が掲げられていることを踏まえ，小学校等におけるフッ化物洗口の継続的な集団実施の推進により，健康集団行動を通じて子どもたちが自らの健康を保持することへの理解を含め，生涯にわたる健康づくりの基礎となることを期するものである．

　以上のとおり決議する．

　平成21年3月5日

長野県議会

http://www.pref.nagano.jp/gikai/tyousa/gian2102.htm#001

付録6

歯科口腔保健の推進に関する法律

（平成二十三年八月十日法律第九十五号）

（目的）

第一条　この法律は，口腔の健康が国民が健康で質の高い生活を営む上で基礎的かつ重要な役割を果たしているとともに，国民の日常生活における歯科疾患の予防に向けた取組が口腔の健康の保持に極めて有効であることに鑑み，歯科疾患の予防等による口腔の健康の保持（以下「歯科口腔保健」という．）の推進に関し，基本理念を定め，並びに国及び地方公共団体の責務等を明らかにするとともに，歯科口腔保健の推進に関する施策の基本となる事項を定めること等により，歯科口腔保健の推進に関する施策を総合的に推進し，もって国民保健の向上に寄与することを目的とする．

（基本理念）

第二条　歯科口腔保健の推進に関する施策は，次に掲げる事項を基本として行われなければならない．

一　国民が，生涯にわたって日常生活において歯科疾患の予防に向けた取組を行うとともに，歯科疾患を早期に発見し，早期に治療を受けることを促進すること．

二　乳幼児期から高齢期までのそれぞれの時期における口腔とその機能の状態及び歯科疾患の特性に応じて，適切かつ効果的に歯科口腔保健を推進すること．

三　保健，医療，社会福祉，労働衛生，教育その他の関連施策の有機的な連携を図りつつ，その関係者の協力を得て，総合的に歯科口腔保健を推進すること．

（国及び地方公共団体の責務）

第三条　国は，前条の基本理念（次項において「基本理念」という．）にのっとり，歯科口腔保健の推進に関する施策を策定し，及び実施する責務を有する．

2　地方公共団体は，基本理念にのっとり，歯科口腔保健の推進に関する施策に関し，国との連携を図りつつ，その地域の状況に応じた施策を策定し，及び実施する責務を有する．

（歯科医師等の責務）

第四条　歯科医師，歯科衛生士，歯科技工士その他の歯科医療又は保健指導に係る業務（以下この条及び第十五条第二項において「歯科医療等業務」という．）に従事する者は，歯科口腔保健（歯の機能の回復によるものを含む．）に資するよう，医師その他歯科医療等業務に関連する業務に従事する者との緊密な連携を図りつつ，適切にその業務を行うとともに，国及び地方公共団体が歯科口腔保健の推進に関して講ずる施策に協力するよう努めるものとする．

（国民の健康の保持増進のために必要な事業を行う者の責務）

第五条　法令に基づき国民の健康の保持増進のために必要な事業を行う者は，国及び地方公共団体が歯科口腔保健の推進に関して講ずる施策に協力するよう努めるものとする．

（国民の責務）

第六条　国民は，歯科口腔保健に関する正しい知識を持ち，生涯にわたって日常生活において自ら歯科疾患の予防に向けた取組を行うとともに，定期的に歯科に係る検診（健康診査及び健康診断を含む．第八条において同じ．）を受け，及び必要に応じて歯科保健指導を受けることにより，歯科口腔保健に努めるものとする．

（歯科口腔保健に関する知識等の普及啓発等）

第七条　国及び地方公共団体は，国民が，歯科口腔保健に関する正しい知識を持つとともに，生涯にわたって日常生活において歯科疾患の予防に向けた取組を行

◆付録6

うことを促進するため，歯科口腔保健に関する知識及び歯科疾患の予防に向けた取組に関する普及啓発，歯科口腔保健に関する国民の意欲を高めるための運動の促進その他の必要な施策を講ずるものとする．

（定期的に歯科検診を受けること等の勧奨等）

第八条　国及び地方公共団体は，国民が定期的に歯科に係る検診を受けること及び必要に応じて歯科保健指導を受けること（以下この条及び次条において「定期的に歯科検診を受けること等」という．）を促進するため，定期的に歯科検診を受けること等の勧奨その他の必要な施策を講ずるものとする．

（障害者等が定期的に歯科検診を受けること等のための施策等）

第九条　国及び地方公共団体は，障害者，介護を必要とする高齢者その他の者であって定期的に歯科検診を受けること等又は歯科医療を受けることが困難なものが，定期的に歯科検診を受けること等又は歯科医療を受けることができるようにするため，必要な施策を講ずるものとする．

（歯科疾患の予防のための措置等）

第十条　前三条に規定するもののほか，国及び地方公共団体は，個別的に又は公衆衛生の見地から行う歯科疾患の効果的な予防のための措置その他の歯科口腔保健のための措置に関する施策を講ずるものとする．

（口腔の健康に関する調査及び研究の推進等）

第十一条　国及び地方公共団体は，口腔の健康に関する実態の定期的な調査，口腔の状態が全身の健康に及ぼす影響に関する研究，歯科疾患に係るより効果的な予防及び医療に関する研究その他の口腔の健康に関する調査及び研究の推進並びにその成果の活用の促進のために必要な施策を講ずるものとする．

（歯科口腔保健の推進に関する基本的事項の策定等）

第十二条　厚生労働大臣は，第七条から前条までの規定により講ぜられる施策につき，それらの総合的な実施のための方針，目標，計画その他の基本的事項を定めるものとする．

2　前項の基本的事項は，健康増進法（平成十四年法律第百三号）第七条第一項に規定する基本方針，地域保健法（昭和二十二年法律第百一号）第四条第一項に規定する基本指針その他の法律の規定による方針又は指針であって保健，医療又は福祉に関する事項を定めるものと調和が保たれたものでなければならない．

3　厚生労働大臣は，第一項の基本的事項を定め，又はこれを変更しようとするときは，あらかじめ，関係行政機関の長に協議するものとする．

4　厚生労働大臣は，第一項の基本的事項を定め，又はこれを変更したときは，遅滞なく，これを公表するものとする．

第十三条　都道府県は，前条第一項の基本的事項を勘案して，かつ，地域の状況に応じて，当該都道府県において第七条から第十一条までの規定により講ぜられる施策につき，それらの総合的な実施のための方針，目標，計画その他の基本的事項を定めるよう努めなければならない．

2　前項の基本的事項は，健康増進法第八条第一項に規定する都道府県健康増進計画その他の法律の規定による計画であって保健，医療又は福祉に関する事項を定めるものと調和が保たれたものでなければならない．

（財政上の措置等）

第十四条　国及び地方公共団体は，歯科口腔保健の推進に関する施策を実施するために必要な財政上の措置その他の措置を講ずるよう努めるものとする．

（口腔保健支援センター）

第十五条　都道府県，保健所を設置する市及び特別区は，口腔保健支援センターを設けることができる．

2　口腔保健支援センターは，第七条から第十一条までに規定する施策の実施のため，歯科医療等業務に従事する者等に対する情報の提供，研修の実施その他の支援を行う機関とする．

附　則

この法律は，公布の日から施行する．

日本におけるフッ化物製剤（編集担当）

版	編集担当	発行年月
第1版	神奈川歯科大学口腔衛生学教室	1986年7月
第2版	神奈川歯科大学口腔衛生学教室	1988年10月
第3版	東京歯科大学衛生学教室	1992年11月
第4版	東北大学歯学部予防歯科学教室	1995年7月
第5版	朝日大学歯学部社会口腔保健学教室	1998年11月
第6版	東北大学歯学部附属病院予防歯科	2002年11月
第7版	神奈川歯科大学社会医歯学系健康科学講座口腔保健学分野	2004年9月
第8版	日本大学松戸歯学部社会口腔保健学教室	2010年3月
第9版	朝日大学歯学部口腔感染医療学講座社会口腔保健学分野	2013年2月
第10版	朝日大学歯学部口腔感染医療学講座社会口腔保健学分野	2016年5月

執筆　田浦　勝彦（NPO日F理事）
　　　木本　一成（神奈川歯科大学大学院歯学研究科口腔科学講座）
　　　田口千恵子（NPO日F理事，日本大学松戸歯学部社会口腔保健学教室）
　　　晴佐久　悟（NPO日F常務理事，福岡看護大学基礎・基礎看護学部門基礎・専門分野）
　　　筒井　昭仁（NPO日F理事，NPO法人ウェルビーイング附属研究所）
　　　相田　潤（NPO日F会員，東北大学大学院歯学研究科国際歯科保健学分野）

編集担当委員会　NPO日F学術編集委員会（委員長　山本武夫　NPO日F常務理事）

第10版の編集名は，定款変更により「NPO法人日本フッ化物むし歯予防協会（略称NPO日F）」の名称となります（従前は，NPO法人日本むし歯予防フッ素推進会議）．
本法人はむし歯予防のため，水道水フロリデーションをはじめとする種々のフッ化物利用の公衆衛生活動を行うことを目的としています．

日本におけるフッ化物製剤（第10版）―フッ化物応用の過去・現在・未来―

2013年2月20日　第9版・第1刷発行
2015年2月25日　第9版・第2刷発行
2018年2月10日　第10版・第2刷発行
2022年5月31日　第10版・第3刷発行

編　NPO法人　日本フッ化物むし歯予防協会
発行　一般財団法人　口腔保健協会

〒170-0003　東京都豊島区駒込1-43-9
振替 00130-6-9297　Tel. 03-3947-8301（代）
Fax. 03-3947-8073
http://www.kokuhoken.or.jp/

乱丁，落丁の際はお取り替えいたします．　　印刷・製本／教文堂
©Nihon Mushibayobou Fukkabutsukyokai, 2016. Printed in Japan〔検印廃止〕
ISBN978-4-89605-323-4 C3047

本書の内容を無断で複写・複製・転載すると，著作権・出版権の侵害となることがありますのでご注意下さい．

JCOPY〈(社)出版者著作権管理機構　委託出版物〉
本書の無断複写は著作権法上での例外を除き禁じられています．複写される場合は，そのつど事前に，(社)出版者著作権管理機構（電話 03-3513-6969，FAX 03-3513-6979, e-mail：info@jcopy.or.jp）の許諾を得て下さい．